Uwe Gröber

Gesund mit VITAMIN D

Wie das Sonnenhormon hilft und schützt

südwest

INHALT

TEIL 3
VITAMIN D IN PRÄVENTION UND THERAPIE VON A BIS Z

VORWORT

Die enge Verbindung zwischen der Sonne und dem Leben auf der Erde deutet bereits auf den hohen Stellenwert des Sonnenhormons Vitamin D für die menschliche Gesundheit hin. Als Vorstufe eines Hormons, das praktisch alle Körperzellen für ihre reibungslose Stoffwechselfunktion benötigen, kommt Vitamin D dementsprechend eine herausragende Bedeutung für die Prävention und Therapie zahlreicher Erkrankungen zu.

Denn trotz der enormen medizinischen Errungenschaften in den letzten 100 Jahren steigt die Rate zivilisationsbedingter Krankheiten weiterhin dramatisch an. Nach Schätzungen werden in den Industrienationen bereits über 50 Prozent aller Erkrankungen durch unseren Lebensstil verursacht, der meist von Bewegungsmangel, gepaart mit einer kalorienreichen (Fett und Zucker!), aber vitaminarmen Kost, bestimmt ist. Viele von uns verschaffen sich täglich zu wenig Auslauf an der frischen Luft, sind zu „Stubenhockern" geworden und ernähren sich ungesund. Anders ausgedrückt: Der moderne Mensch (ver)hält sich selbst nicht mehr „artgerecht". Ähnlich wie bei einer Massentierhaltung fristen viele von uns ihr Dasein in geschlossenen Räumen, wo sie sieben bis zehn Stunden pro Tag vor einem Bildschirm sitzen.

Mit „Hilfe" der permanenten Reizüberflutung durch Smartphones, MP3-Player und Computer ist dieser *Homo digitalis* aktiv dabei, sich sein eigenes Grab zu schaufeln. Der gesunde Menschenverstand kommt in unserer medial beherrschten Welt zu kurz. Anscheinend ist unserer Spaßgesellschaft das Gespür für die goldene Mitte verloren gegangen. In der Folge bleiben viele natürliche Ressourcen ungenutzt, die unser Körper für eine gesunde Entwicklung und zur Vorbeugung gegen Erkrankungen braucht. Eine dieser Gesundheitsquellen ist das Sonnenlicht, das in unserem Körper das Prohormon Vitamin D bildet.

Weltweit sind über eine Milliarde Menschen von einem Vitamin-D-Mangel betroffen. Die unzureichende Versorgung mit Vitamin D bildet einen Risikofaktor für viele gefürchtete Zivilisationskrankheiten, unter anderem Asthma, Herzinfarkt, Schlaganfall, Diabetes mellitus, verschiedene Krebserkrankungen, Demenz und Depressionen, um hier nur einige zu nennen. Auch das Risiko für Autoimmunerkrankungen wie multiple Sklerose oder Morbus Crohn wird durch einen Vitamin-D-Mangel erhöht.

In diesem Buch erhalten Sie eingehende aktuelle medizinische und wissenschaftlich fundierte Informationen, wie Sie mit Vitamin D Ihre Gesundheit stärken, Krankheiten vorbeugen und Ihre Lebensqualität verbessern können.

Uwe Gröber,
Akademie & Zentrum für Mikronährstoffmedizin, Essen, 2017
www.vitaminspur.de

WIDMUNG

Ich widme dieses Buch dem Vitamin-D-Experten Prof. Dr. med. Michael Holick von der Universität Boston, meinem Freund und Mentor, dessen wissenschaftliche Arbeiten der letzten 50 Jahre entscheidend zur Entwicklung der modernen Vitamin-D-Forschung beigetragen haben.

TEIL 1

Streng genommen ist Vitamin D kein Vitamin im eigentlichen Sinn, sondern vielmehr ein Hormonvorläufer, ein sogenanntes Prohormon, da es der menschliche Körper mithilfe der Sonne in der Haut aus Cholesterin bilden kann. In der Folge wird Vitamin D in der Leber, den Nieren und zahlreichen anderen Zellsystemen in mehreren Schritten zu seiner hormonaktiven Form 1,25-Dihydroxy-Vitamin D [$1,25(OH)_2D$] aktiviert. $1,25(OH)_2D$ wird schließlich über spezifische Andockstellen, die sogenannten Vitamin-D-Rezeptoren (VDR), in die Zellen eingeschleust und setzt hier Signalkaskaden in Gang, die bis in die Zellkerne hineinwirken und die Funktionen zahlreicher Gene sowie eine Vielzahl von Stoffwechselprozessen regulieren können. Der Vitamin-D-Rezeptor ist in fast jeder Körperzelle zu finden.

Nach aktuellen wissenschaftlichen Schätzungen stehen über 2.000 Gene der 23.000 Gene des Menschen direkt oder indirekt unter der Kontrolle von $1,25(OH)_2D$. In diesem Buch werde ich Vitamin D als „Sonnenhormon“ bezeichnen.

DER EINFLUSS DES SONNENHORMONS AUF UNSERE GESUNDHEIT IM ÜBERBLICK

Wie eine überwältigende Anzahl wissenschaftlicher Studien aus den letzten 50 Jahren belegt, wird Vitamin D in unserem Körper nicht nur für den Knochenstoffwechsel, sondern auch für die reibungslose Funktion fast aller Zellen und Organe benötigt.
Die Gesundheit

- der Blutgefäße,
- des Herzmuskels und der Skelettmuskulatur,
- der Bauchspeicheldrüse und der meisten anderen Organe sowie
- die intakte Funktion des Immunsystems

ist von einer optimalen Versorgung mit Vitamin D abhängig. Folglich erhöht ein Vitamin-D-Mangel [davon spricht man, wenn 25(OH)D mit weniger als 20 Nanogramm pro Milliliter im Körper vertreten ist] das Krankheitsrisiko erheblich.

Vitamin D …

- fördert eine gesunde Schwangerschaft und die gesunde Entwicklung des ungeborenen Kindes,
- kräftigt die Knochen und die Muskulatur, senkt das Risiko beziehungsweise die Anfälligkeit für Stürze, Brüche (Frakturen) und Osteoporose („Knochenschwund"),
- senkt die allgemeine und kardiovaskuläre (das heißt die das Herz und das Gefäßsystem betreffende) Sterblichkeit,

- verbessert die Gefäße und die Herzmuskelleistung,
- gleicht den Blutdruck aus,
- stärkt das Immunsystem, hilft bei Allergien und verringert das Risiko für Atemwegsinfekte,
- mindert das Krebsrisiko (zum Beispiel Brust- und Darmkrebs) und unterstützt den Erfolg einer schulmedizinischen Krebstherapie,
- senkt das Risiko für Typ-1-Diabetes, verbessert die Glukoseverwertung und den Stoffwechsel bei Typ-2-Diabetes,
- hilft bei Nervenerkrankungen wie multipler Sklerose,
- schützt die Nervenzellen (zum Beispiel bei ADHS, Alzheimer, Depressionen, Parkinson) und hebt das allgemeine psychische und physische Wohlbefinden.

Nach Berechnungen des renommierten Vitamin-D-Forschers Professor Dr. Armin Zittermann vom Herz- und Diabeteszentrum NRW könnten durch die Verbesserung der Vitamin-D-Versorgung der deutschen Bevölkerung im günstigsten Fall Gesundheitskosten von bis zu 37,5 Milliarden Euro pro Jahr (!) eingespart werden. Zum Vergleich: Nach Angaben des Bundesgesundheitsministeriums beliefen sich die Arzneimittelausgaben der gesetzlichen Krankenversicherungen im Jahr 2016 allein auf 38,5 Milliarden Euro!

SONNENLICHT IST DIE BESTE MEDIZIN

Sonnenlicht ist die natürliche und die wichtigste Quelle für unsere Vitamin-D-Versorgung. Durch einen maßvollen und gesunden Umgang mit der Sonne (das heißt ohne Sonnenschutzmaßnahmen) könnten wir über 90 Prozent unseres Tagesbedarfs an Vitamin D abdecken. Da wir als gesundheitsbewusste Menschen die Sonne aufgrund des potenziellen Hautkrebsrisikos jedoch meiden, leiden nach aktuellen Schätzungen weltweit bis zu einer Milliarde Menschen unter einem Vitamin-D-Mangel.

Sonnenlicht ist unserer Gesundheit auf ebenso natürliche Weise zuträglich wie eine gute, ausgewogene Ernährung, Wasser, körperliche Aktivität und Sauerstoff. Eine gesunde, das heißt maßvolle Sonnenlichtexposition (Aufenthalt in der Sonne) sorgt für einen gesunden 25(OH)D-Spiegel im Blut [25(OH)D: 40 bis 60 Nanogramm pro Milliliter], verbessert das physische und psychische Wohlbefinden und kann bei der Vorbeugung gegen zahlreiche Erkrankungen helfen (zum Beispiel Krebs, Herz-Kreislauf-Erkrankungen, metabolisches Syndrom, Autoimmunerkrankungen). Doch sollten Sie sich nicht an dem alten Sprichwort „Viel hilft viel" orientieren: Allein die Tatsache, dass „ein bisschen Sonne guttut", bedeutet längst nicht, dass „mehr Sonne besser täte". Im Gegenteil: Bekommt Ihre Haut zu viel Sonne ab, kann dies ebenso unerwünschte Folgen haben (zum Beispiel Melanom, also Hautkrebs) wie zu reichliches und opulentes Essen (zum Beispiel Übergewicht) oder Übertreibungen beim Sport (zum Beispiel Muskelschäden).

Sonnenlicht ist die beste Medizin für den Alltag. Für eine gefahrlose Sonnenlichtexposition und die Erhaltung Ihrer Vitamin-D-Gesundheit sollten Sie sich an die Empfehlungen von Prof. Dr. med. Michael F. Holick („Doctor Sunshine") halten. Danach sollten Sie Ihre Arme und Beine für die natürliche Synthese (Bildung im Körper) von ungefähr 1.000 bis 2.000 I. E. (Internationale Einheiten) Vitamin D über die Haut mithilfe der Sonnenbestrahlung etwa für die Dauer von zwischen 25 Prozent bis 50 Prozent der sogenannten minimalen Erythemdosis (MED) der Sonne aussetzen. Der Begriff „Erythem“ leitet sich aus dem Griechischen her und bezeichnet zunächst einfach eine Hautrötung oder Hautentzündung. Die MED ist die Eigenschutzzeit der Haut und gibt die minimale Dosis der Sonnenbestrahlung an, nach der sich die Haut leicht rötet.

Schätzen Sie ab, wie lange es unter den gegebenen Umständen (zum Beispiel in der Mittagssonne um 12 Uhr) dauern würde, bis Sie eine leichte Hautrötung („1 MED“) bekommen. Ohne ein Sonnenschutzmittel aufzutragen, setzen Sie danach Ihre Arme, Hände und Beine 25 Prozent bis 50 Prozent dieser Zeit der Sonne aus. Beim empfindlichen Hauttyp 2 genügen im Hochsommer etwa fünf bis zehn Minuten, um die 25 bis 50 Prozent der Eigenschutzzeit (MED) zu erreichen. Nach Berechnung des Vitamin-D-Experten Prof. Holick reicht diese Sonnenmenge in der Zeit von Mai bis September zwei- bis dreimal pro Woche aus, damit der Körper genügend Vitamin D bildet. In Deutschland liegt die beste Tageszeit zur Vitamin-D-Produktion zwischen 12 und 14 Uhr. Wer jeden Sonnentag nutzt und mittags seinen ganzen Körper achtsam und „wohldosiert“ der Sonne aussetzt, kann am Ende des Sommers einen 25(OH)D-Spiegel von 50 bis 90 Nanogramm pro Millliter erreichen. Unter optimalen Bedingungen kann die Haut eines jungen Erwachsenen durch eine MED im Rahmen einer Ganzkörperbestrahlung durch die Sonne innerhalb von 15 bis 30 Minuten sogar 10.000 bis 25.000 I. E. Vitamin D herstellen.

EIN KURZER HISTORISCHER RÜCKBLICK AUF DAS SONNENHORMON

Alles Leben auf der Erde ist mit der Kraft der Sonne verbunden. Ohne ihr Licht gäbe es kein Pflanzenwachstum und kein menschliches Leben. Daher verwundert es nicht, dass viele alte Kulturen von den Azteken, Inka und Maya über die alten Ägypter bis hin zu den antiken Griechen und Römern die Sonne verehrten. In der griechischen Mythologie galt der Sonnengott Helios als Spender von Licht, Leben und Energie.

Die historischen Spuren der heutigen Lichttherapie reichen bis ins Altertum zurück. Schon vor 6.000 Jahren, im Zeitalter der ägyptischen Pharaonen Ramses und Nofretete, berichten Ärzte von den Heilwirkungen des Sonnenlichts auf die Herzgesundheit. Schon der berühmte griechische Arzt Hippokrates (um 460–370 v. Chr.) setzte zur Behandlung körperlicher und seelischer Leiden auf die segensreichen Wirkungen des Sonnenlichts. Den olympischen Athleten des klassischen Altertums wurde empfohlen, sich häufig dem Sonnenlicht auszusetzen, um ihre Leistung zu steigern. Im alten Rom schickte man Kranke zum Kuraufenthalt an Orte mit intensiver Sonneneinwirkung. Der griechische Arzt Herodot, der Anfang des 2. nachchristlichen Jahrhunderts unter Kaiser Hadrian in Rom lebte, hinterließ wissenschaftliche Aufzeichnungen über die Lichttherapie. Auch der (nach Hippokrates) zweitberühmteste Arzt der Antike, Claudius Galenus aus Pergamon, der ebenfalls im 2. Jahrhundert in Rom wirkte, erwähnte in seinen Aufzeichnungen die Kraft der Sonne.

Als die moderne Wissenschaft sich für den Zusammenhang zwischen Sonnenlicht und Gesundheit zu interessieren begann, ging man zunächst davon aus, dass der gesundheitliche Nutzen, den uns die Sonnenstrahlen spenden, von ihrer Wärme herrührt. Erst der britische Arzt Sir Everard Home (1756–1832) kam zu dem Schluss, dass nicht die von den Sonnenstrahlen ausgehende Wärme, sondern die durch die Strahlung ausgelösten chemischen Prozesse im Körper für die Wirkung des Sonnenlichts (zum Beispiel Sonnenbrand) verantwortlich sind. Home konnte auch zeigen, dass dunkelhäutige Menschen von Natur aus eine größere Widerstandsfähigkeit gegenüber Sonnenbränden besitzen.

In den 1820er-Jahren machte der polnische Arzt Jędrzej Śniadecki die Entdeckung, dass Kinder, die im städtischen Milieu von Warschau aufwuchsen, viel häufiger an Rachitis litten als ihre Altersgenossen, die auf dem Land lebten. Dr. Śniadecki überlegte, ob die weitverbreitete Erkrankung vielleicht auf einen Mangel an Sonnenlicht zurückgehen könnte, wie er in den engen und überfüllten Wohnquartieren in Warschau vorherrschte. Und tatsächlich konnte Śniadecki die erkrankten Kinder erfolgreich behandeln, indem er sie aufs Land, in die Sonne schickte. Um das Jahr 1900 litten etwa 80 Prozent der Kinder in den Industriestädten Nordeuropas und im Nordosten der USA unter der schmerzhaften Knochenerweichung Rachitis, die sich in Symptomen wie Muskelschwäche mit Froschbauch, gesteigerter Muskelerregbarkeit, Knochenerweichung am Schädel bis hin zu epilepsieartigen Krampfanfällen bemerkbar macht.

In den führenden Industrienationen grassierte zu Beginn des 19. Jahrhunderts noch eine weitere Krankheit, die mit einem Mangel an Sonnenlicht in Verbindung steht: die Tuberkulose, seinerzeit auch „Schwindsucht" genannt. In Deutschland starb damals noch etwa jeder siebte Erwachsene daran. Die heimtückische Erkrankung verläuft schleichend, es ist eine von dem Tuberkelbakterium *Mycobacterium tuberculosis* hervorgerufene Infektionskrankheit. Der deutsche Arzt und Mikrobiologe Robert Koch entdeckte 1882 den Erreger der Tuberkulose, der starke Ähnlichkeit mit dem der Lepra aufweist. Unbehandelt führt die Tuberkulose bei der Hälfte aller Patienten in weniger als zwei Jahren zum Tod. Aufgrund dessen ist die Tuberkulose nach HIV/Aids weltweit die am häufigsten tödlich verlaufende Infektionskrankheit und die häufigste Todesursache bei Aidspatienten. Die Erkrankung äußert sich durch Symptome wie körperliche Auszehrung, Lungenschwindsucht oder als fressende Flechte, die auch „Hauttuberkulose" *(Lupus vulgaris)* genannt wird. Sie bildet eine Sonderform der Tuberkulose. Typische Symptome sind nicht abheilende kleine Wunden, Risse, warzenartige Eiterherde und Geschwüre. Dem färöisch-dänischen Arzt Niels Ryberg Finsen gelang es als Erstem, Hauttuberkulose zu heilen – mit Licht! Dazu richtete er gebündeltes UV-Licht auf den Lupusherd und konnte mit dem ultravioletten Anteil Tuberkelbakterien in der Hautwunde abtöten. Sein erster Patient war ein Ingenieur mit einem grauenhaften Lupus auf der rechten Wange, der bereits acht Jahre lang jeglicher Therapie getrotzt hatte. Nach langwierigen Bestrahlungen mit UV-Licht erzielte Finsen bei diesem als aussichtslos geltenden Fall eine nahezu vollständige Heilung der offenen Wunde. 1903 wurde Niels Ryberg Finsen für seine Leistungen mit dem Nobelpreis für Physiologie und Medizin ausgezeichnet.

„Es ist doch erstaunlich, was ein einziger Sonnenstrahl mit der Seele eines Menschen machen kann."

Fjodor Dostojewski

1924 beschreibt Thomas Mann in seinem Roman *Der Zauberberg* die heilsame Wirkung des Sonnenlichts auf Tuberkulosekranke. Zu diesem Werk inspiriert wurde er durch seine Frau Katia, die 1912 in einem Davoser Lungensanatorium weilte. Bei Kuraufenthalten in den Hochalpen-Sanatorien zählten damals Heliotherapien (UV-B: 290–315nm) zur Standardtherapie wohlhabender Tuberkulosepatienten, sowohl wegen der reinen Luft als auch wegen der intensiven Sonnenstrahlung.

Etwa 15 Jahre nach den Erfolgen von Niels R. Finsen publizierte der Berliner Kinderarzt Kurt Huldschinsky in der *Deutschen Medizinischen Wochenschrift* einen Bericht, wonach über eine Quecksilberdampflampe verabreichte UV-Strahlung ein wirksames Mittel zur Heilung rachitischer Kinder ist. Er konnte anhand seiner Forschungsarbeiten auch beweisen, dass diese Art von Lichttherapie keinen direkten beziehungsweise ausschließlichen Effekt auf den jeweils bestrahlten Knochen hatte, denn die Bestrahlung eines einzelnen Arms wirkte genauso auch am anderen Arm und im gesamten Körper gegen die Rachitis.

Ebenfalls noch zu Anfang des 20. Jahrhunderts identifizierten Wissenschaftler den Wirkstoff, der mithilfe des Sonnenlichts in der Haut gebildet wird und auf den die zahlreichen gesundheitsfördernden Effekte des Sonnenlichts zurückgehen: das Prohormon Vitamin D. Unsere Gesundheit und unser Wohlbefinden hängen nicht nur von der medizinischen Versorgung ab, sondern auch davon, ob wir unserem Körper durch einen gesunden Lebensstil auch wirklich all jene Stoffe zuführen, die er von Natur aus braucht. Das Sonnenhormon Vitamin D zählt zu den für uns wichtigsten Substanzen. 1922 entdeckte der US-amerikanische Biochemiker Elmer Verner McCollum bei Versuchen an Ratten im Lebertran ein für den Knochenstoffwechsel essenzielles Vitamin mit antirachitischer Wirksamkeit. Analog zu anderen von ihm entdeckten Vitaminen (so beispielsweise Vitamin A) nannte er es „Vitamin D". 1927 gelang es dem deutschen Chemiker Adolf Windaus, die chemische Struktur dieses Vitamins aufzuschlüsseln. 1928 erhielt Windaus für seine Verdienste um die Erforschung des Aufbaus der Steroidhormone und ihren Zusammenhang mit den antirachitischen D-Vitaminen den Nobelpreis für Chemie.

Wie Forscher Ende der 1960er-Jahre herausfanden, kann das in der Haut produzierte oder mit der Nahrung aufgenommene Vitamin D keine biologische Wirkung auf den Knochen-, Phosphat- oder Kalziumhaushalt ausüben. Das Prohormon Vitamin D muss nämlich erst in der Leber weiterverarbeitet werden – zu seiner Transport- und Speicherform, dem 25-Hydroxy-Vitamin D [25(OH)D]. Der heutige Vitamin-D-Experte Professor Michael F. Holick identifizierte und isolierte dieses 25(OH)D („Calcidiol", die zirkulierende Hauptform von Vitamin D) bereits Anfang der 1970er-Jahre im Rahmen seiner Doktorarbeit in der Arbeitsgruppe von Prof. Hector F. DeLuca an der Universität Wisconsin – als

Erster weltweit! 25(OH)D gilt heute als der Goldstandard und als „Barometer“ zur medizinischen Beurteilung des Vitamin-D-Status eines Menschen. Das 25(OH)D wird im Anschluss an die Verarbeitung in der Leber und in den Nieren in seine hormonaktive Form, das 1a,25-Dihydroxy-Vitamin D [1,25$(OH)_2$D], aktiviert. Zu Prof. Holicks Verdiensten zählt auch die Erforschung der hormonaktiven Form von Vitamin D, das 1a,25-Dihydroxy-Vitamin D [1,25$(OH)_2$D], das Calcitriol, das er im selben Zeitraum zum ersten Mal isolieren und synthetisieren konnte.

1,25$(OH)_2$D, auch „Vitamin-D-Hormon“ genannt, gehört zur Gruppe der Steroidhormone, die sich in den Körperzellen an spezielle Rezeptoren (Vitamin-D-Rezeptoren) binden und dadurch ihre Wirkung entfalten. Ende der 1970er-Jahre fand man heraus, dass diese Vitamin-D-Rezeptoren (VDR) überall im menschlichen Körper zu finden sind. Durch die Bindung von 1,25$(OH)_2$D an seine Rezeptoren werden verschiedene Signalübertragungswege im Zellstoffwechsel und auch auf der Ebene zahlreicher Gene ausgeübt. Unter anderem wird im Zellkern die Proteinsynthese (Eiweißneubildung) reguliert. Folglich ist nahezu jeder Bereich in unserem Körper von der hormonaktiven Wirkform des Vitamin D abhängig. Schon lange arbeitet und lehrt Prof. Holick an der Universität in Boston, mit seinen über 500 Publikationen in hochrangigen medizinisch-wissenschaftlichen Fachzeitschriften (etwa im *New England Journal of Medicine, Lancet, Journal of American Medical Association JAMA*) sowie seiner mehr als 50-jährigen Forschungsarbeit über den Vitamin-D-Stoffwechsel ist er einer der wichtigsten Vitamin-D-Forscher der Welt.

WAS SIND EIGENTLICH STEROIDHORMONE?

Dabei handelt es sich um Steroide, eine Stoffklasse, die vom Kohlenwasserstoff Steran abgeleitet wird; das erste bekannte Steroid war das Cholesterin. Steroide wirken als Hormone, zu dieser Gruppe zählen die in den Keimdrüsen produzierten Sexualhormone (Estradiol, Progesteron, Testosteron) sowie die in der Nebennierenrinde gebildeten Corticosteroide mit dem Ausgangsstoff Cholesterin. Abhängig von den Rezeptoren, an die sie sich binden, unterteilt man sie in fünf Gruppen. Da Steroidhormone lipophil (gut fettlöslich) und hydrophob (schlecht wasserlöslich) sind, können sie direkt in die Zellen eingebracht werden, das heißt, sie brauchen dazu keinen sekundären Botenstoff. Daher können sie auch die Blut-Hirn-Schranke überwinden. Zum Transport über die Blutbahn hingegen benötigen Steroidhormone (weil hydrophob, also schlecht wasserlöslich) bestimmte Eiweiße als „Vehikel". In den jeweiligen Zellen binden sie sich dann an die entsprechenden Rezeptoren und entfalten ihre Wirkung.

Lange Zeit galt Vitamin D als das klassische „Knochenvitamin". Seine medizinische Bedeutung lag vor allem in der Prävention und Therapie der Knochenkrankheiten Rachitis bei Kindern und Osteomalazie bei Erwachsenen. Die aktuellen Erkenntnisse der weltweiten Vitamin-D-Forschung sind spektakulär und lassen das „Sonnenhormon" in einem ganz neuen Licht erstrahlen. In diesem Buch werde ich Ihnen aktuelle spannende Erkenntnisse über Vitamin D vorstellen.

WIE DER KÖRPER VITAMIN D BILDET

Sonnenlicht ist als Urquelle der Vitamin-D-Synthese für unser allgemeines körperliches und geistiges Wohlbefinden unverzichtbar. Wir Menschen brauchen das Sonnenlicht auch zur Kontrolle unserer inneren Uhr, die unsere Stimmung reguliert. Über 90 Prozent unseres Tagesbedarfs an Vitamin D könnten wir durch einen maßvollen Umgang mit der Sonne ohne Sonnenschutzmaßnahmen abdecken.

Die fotochemische Bildung von Vitamin D erfolgt nicht ausschließlich beim Menschen, sondern auch bei einigen Algen. Bereits vor über 500 Millionen Jahren haben Planktonarten Vitamin D hergestellt. Da Fische über den Verzehr von Plankton Vitamin D aufnehmen, sind fette Seefische eine besonders gute Nahrungsquelle für Vitamin D.

Wir Westeuropäer können Vitamin D in den sonnenreichen Monaten Mai bis September über unsere Haut bilden. Dazu benötigen wir eine UV-B-Strahlung von 290 bis 315 Nanometer sowie einen UV-Index von mehr als 3. Dreh- und Angelpunkt ist die Leber, das wichtigste Stoffwechselorgan und die zentrale „Chemiefabrik“ unseres Körpers.

Die körpereigene Synthese des Sonnenhormons Vitamin D verläuft in mehreren Schritten

1. Schritt: Cholesterin

Das im Blut schwimmende Cholesterin wird in der Leber chemisch umgewandelt in 7-Dehydrocholesterin (7-DHC, einen Vorläufer von Cholecalciferol), das dann über die Blutbahn zur Haut transportiert wird.

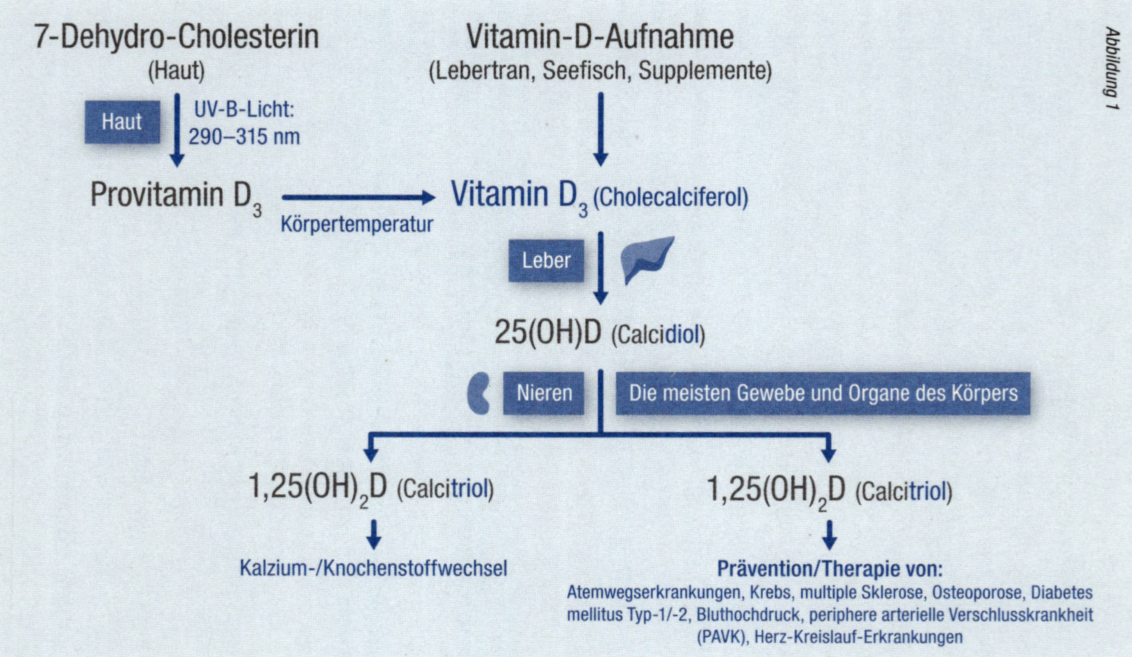
7-Dehydro-Cholesterin
(Haut)
Haut
UV-B-Licht:
290–315 nm
Provitamin D_3
Körpertemperatur
Vitamin-D-Aufnahme
(Lebertran, Seefisch, Supplemente)
Vitamin D_3 (Cholecalciferol)
Leber
25(OH)D (Calcidiol)
Nieren
Die meisten Gewebe und Organe des Körpers
$1{,}25(OH)_2D$ (Calcitriol)
Kalzium-/Knochenstoffwechsel
$1{,}25(OH)_2D$ (Calcitriol)
Prävention/Therapie von:
Atemwegserkrankungen, Krebs, multiple Sklerose, Osteoporose, Diabetes mellitus Typ-1/-2, Bluthochdruck, periphere arterielle Verschlusskrankheit (PAVK), Herz-Kreislauf-Erkrankungen

Abbildung 1

2. Schritt: Provitamin D_3

In der sonnenbestrahlten Haut wird aus dem 7-DHC mithilfe von UV-B-Strahlen (Wellenlänge: 290 bis 315 Nanometer) Provitamin D_3 gebildet. Bei zu starker Sonnenlichteinwirkung wird Provitamin D_3 vermehrt in die inaktiven Abbauprodukte Lumisterol und Tachysterol aufgespalten, die keine direkte Vitamin-D-Wirkung besitzen. Deshalb kann es gar nicht zu einer durch Sonnenlicht ausgelösten Vitamin-D-Vergiftung kommen. Auch Pflanzen enthalten eine cholesterinähnliche Substanz, das Ergosterol, das in seinen Außenschichten durch das Sonnenlicht in das pflanzliche Vitamin D_2, das sogenannte Ergocalciferol, umgewandelt wird. So stecken beispielsweise in 100 Gramm Steinpilzen etwa 120 I. E. Vitamin D_2 und in 100 Gramm Shiitake-Pilzen etwa 100 I. E. Vitamin D_2.

3. Schritt: Vitamin D_3

Die Vorstufe Provitamin D_3 wird durch die Körpertemperatur in die Muttersubstanz Vitamin D_3 (Cholecalciferol) umgewandelt. Das in der Haut aus Provitamin D_3 gebildete Vitamin D_3 gelangt anschließend in die Blutbahn, wo es an ein spezifisches Transportmolekül, das Vitamin-D-bindende Protein (VDBP), angehängt und über den Blutkreislauf zur Leber zurücktransportiert wird. Um seine Funktionen im Stoffwechsel erfüllen zu können, muss das Prohormon nun in der Leber aktiviert werden.

4. Schritt: 25(OH)-Vitamin D_3

Die Leber wandelt nun das Vitamin D_3 – sei es über das Sonnenlicht gebildet oder aus der Nahrung (zum Beispiel fettem Seefisch) aufgenommen – über das Enzym 25-Hydroxylase (25OHase) in die Hormonvorstufe 25-Hydroxy-Vitamin D_3 [25(OH)D_3, Calcidiol] um. Auf das Vitamin D_3 wird in der Position 25 durch das Enzym 25-Hydroxylase (25OHase) eine weitere Hydroxylgruppe beziehungsweise OH-Gruppe übertragen. Eine derartige chemische Reaktion zum „Einbau“ einer oder mehrerer Hydroxylgruppen bezeichnet man auch als „Hydroxylierung“.

VITAMIN D_3 ODER VITAMIN D_2?

Zur Vitamin-D-Familie zählen verschiedene Verbindungen, die alle Vitaminaktivität aufweisen. Zu ihren wichtigsten Vertretern gehören das in tierischen Organismen vorkommende Vitamin D_3 (Cholecalciferol) und das in Pflanzen vorkommende Vitamin D_2 (Ergocalciferol). Vitamin D_2 unterscheidet sich vom Vitamin D_3 nur durch eine Doppelbindung und eine Methylgruppe. Beide Verbindungen haben die gleiche Vitaminaktivität. Als Mengenangaben dienen Internationale Einheiten (I. E.): 1 I. E. = 0,025 µg (Mikrogramm) oder 1 µg = 40 I. E. Vitamin D_2 oder D_3.

Gemäß den Forschungsergebnissen von Prof. Holick sind die beiden Vitamin-D-Formen hinsichtlich der 25(OH)D-Blutspiegel bei täglicher Einnahme gleichwertig. Bei der hoch dosierten Intervalltherapie (zum Beispiel zweimal im Monat) hingegen ist das Vitamin D_3 aufgrund seiner höheren Einweißbindung dem Vitamin D_2 eindeutig überlegen.

In diesem Ratgeber verzichte ich zur Vereinfachung auf die Nennung der tief gestellten 3 oder 2 am D beim 25(OH)D und verwende stattdessen die Begriffe „Vitamin D", „25(OH)D" und „1,25$(OH)_2$D".

5. Schritt: 1,25-Dihydroxy-Vitamin D

25(OH)D wird danach an VDBP gebunden und zu den Nieren transportiert. In den Nieren wird dieses „Paket" aus 25(OH)D und VDBP mithilfe des Rezeptorproteins Megalin aufgenommen. Außer in den Nieren konnte diese Megalin-abhängige Aufnahme auch in der Plazenta und in den Nebenschilddrüsen nachgewiesen werden. Megalin ist hierbei sozusagen die „molekulare Paketannahme" für 25(OH)D in das Zellinnere.

Ist das „Paket" in den Nieren angekommen, wandelt das Enzym 1-alpha-Hydroxylase (1αOHase) das 25(OH)D in das biologisch aktive Steroidhormon 1,25$(OH)_2$D (Calcitriol) um. Man bezeichnet dieses Enzym auch als „renale 1-alpha-Hydroxylase" (1αOHase) – von lateinisch *ren* für „Niere", da es in der Niere vorkommt. Das in den Nieren produzierte 1,25$(OH)_2$D wird anschließend in die Blutbahn abgegeben, wo es seine hormonartige Wirkung entfaltet. Dabei reagiert 1,25$(OH)_2$D mit den Vitamin-D-Rezeptoren (VDR) in den Zellwänden und greift auf diese Weise in den Zellstoffwechsel ein (Beispiele dafür sind die Kalziumaufnahme im Darm und die Knochenmineralisierung).

DAS BAROMETER DER VITAMIN-D-GESUNDHEIT

Nach aktuellen wissenschaftlichen Erkenntnissen sollte der 25(OH)D-Spiegel im Blutserum mindestens zwischen 30 und 60 Nanogramm pro Milliliter liegen, um langfristig negative Folgen eines Vitamin-D-Mangels für die Gesundheit zu vermeiden. So ist eine normale Kalziumverwertung aus der Nahrung – nach Forschungsarbeiten von Prof. Dr. Robert Heaney – erst ab einem Wert von 32 Nanogramm pro Milliliter beziehungsweise 80 Nanomol pro Liter zu erwarten. Naturvölker in äquatorialen Ländern haben natürlicherweise sogar einen 25(OH)D-Spiegel von 50 bis 90 Nanogramm pro Milliliter. Als optimal für die menschliche Gesundheit und zur Vorbeugung degenerativer Erkrankungen und Infektionskrankheiten gilt derzeit ein 25(OH)D-Status zwischen 40 und 60 Nanogramm pro Milliliter beziehungsweise zwischen 100 und 150 Nanomol pro Liter. Niedrigere Werte erhöhen die Krankheitsanfälligkeit und verschlechtern die Lebensqualität. 25(OH)D-Spiegel unter 20 Nanogramm pro Milliliter sind Kennzeichen eines ausgeprägten Vitamin-D-Mangels, und bei Werten zwischen 21 und 29 Nanogramm pro Milliliter liegt ein moderater, aber therapiebedürftiger Vitamin-D-Mangel vor.

Für einen gesunden Vitamin-D-Status, also 25(OH)D, das heißt zwischen 40 und 60 Nanogramm pro Milliliter, müssen – bezogen auf das Körpergewicht – regelmäßig 40 bis 60 I. E. Vitamin D pro Kilogramm Körpergewicht pro Tag über alle Quellen (Sonne, Nahrung, Nahrungsergän-

zungsmitteln) aufgenommen werden. Diese Empfehlung gilt für normalgewichtige Erwachsene und Jugendliche. Beispiel: Eine Person mit einem Körpergewicht von 50 Kilogramm hat gemäß dieser Empfehlung einen regelmäßigen Tagesbedarf von 2.000 bis 3.000 I. E. Vitamin D.
Aktuelle Studien zur Dosisfindung von Prof. Holick zeigen, dass in Abhängigkeit vom Körpergewicht bei Übergewichtigen eine tägliche Einnahme von 7.000 I. E. und bei Adipösen von 8.000 I. E. Vitamin D eingenommen werden müssen, um ohne Nebenwirkungen einen 25(OH)D-Status von 40 Nanogramm pro Milliliter zu erreichen. In Bezug auf den Vitamin-D-Status wurde dabei zudem gezeigt, dass ein 25(OH)D-Spiegel bis zu 120 Nanogramm pro Milliliter ohne Nebenwirkungen ist.
25(OH)D ist – wie oben schon dargelegt – das Barometer und der „Goldstandard" für die Vitamin-D-Gesundheit. Daher ist es wichtig, dass man seinen Vitamin-D-Status vom (Haus-)Arzt über eine labormedizinische Bestimmung des 25(OH)D-Werts im Blutserum in Nanogramm pro Milliliter (ng/ml) oder in Nanomol pro Liter (nmol/l) kontrollieren lässt, denn das ist der wichtigste medizinische Laborparameter (kennzeichnende Messgröße) zur Beurteilung der Vitamin-D-Versorgung eines Menschen.
Die Umrechnung des 25(OH)D-Status von Nanogramm pro Milliliter in Nanomol pro Liter erfolgt ganz einfach durch die Multiplikation mit dem Faktor 2,5 – das heißt: 40 Nanogramm pro Milliliter entsprechen 40 x 2,5 = 100 Nanomol pro Liter.

Ein gesunder 25(OH)D-Wert im Bereich von 40 bis 60 Nanogramm pro Milliliter beziehungsweise 100 bis 150 Nanomol pro Liter ist folglich die Grundvoraussetzung, damit im Körper hormonaktives 1,25$(OH)_2$D gebildet werden kann. Nicht mehr benötigtes 25(OH)D und 1,25$(OH)_2$D werden über die 24-Hydroxylase (24OHase) enzymatisch abgebaut [→25$(OH)_2$D, 1,25$(OH)_3$D] und unter anderem als calcitroische Säure ausgeschieden.

Das Vitamin-D-Hormon 1,25$(OH)_2$D

1,25$(OH)_2$D ist die hormonaktive Form von Vitamin D, da dieses Steroidhormon die Vitamin-D-Rezeptoren der Zellkerne aktiviert und verantwortlich ist für die unzähligen positiven Wirkungen auf die Zellen, Gewebe, Organe und das Immunsystem. Bemerkenswert ist, dass neben den Nieren die meisten anderen Zell- und Organsysteme eine lokale 1α-OHase besitzen. In Abhängigkeit von der 25(OH)D-Verfügbarkeit und dem Bedarf können diese Zellen das hormonaktive Signalmolekül 1,25$(OH)_2$D mithilfe ihrer lokalen 1α-OHase selber bilden:

1,25$(OH)_2$D gehört, wie auch die Sexualhormone (zum Beispiel Estradiol, Progesteron, Testosteron) oder die Corticosteroide (zum Beispiel Cortison) zu den Steroidhormonen. Wie alle Vertreter dieser Hormongruppe wird auch die hormonaktive Form 1,25$(OH)_2$D im Körper aus Cholesterin gebildet. In seinen Zielzellen reagiert 1,25$(OH)_2$D mit spezifischen Vitamin-D-Rezeptoren (VDR) und steuert hierüber unter anderem die Entwicklung und das Wachstum von Zellen, zahlreiche Stoffwechselprozesse sowie eine Vielzahl von Genen bis hin zur gesunden Entwicklung des

Gehirns. Denn auch in unserem „Oberstübchen“ finden sich die Enzyme, die die Aktivierung von Vitamin D zum Sonnenhormon 1,25$(OH)_2$D regulieren. Im Gehirn kontrolliert dieses hormonaktive Signalmolekül eine Reihe von Genen, die für die Plastizität, die Reifung und das Wachstum von Nervenzellen verantwortlich sind. Über spezielle Nervenwachstumsfaktoren, die für die Bildung von Nervenbotenstoffen wie Dopamin und Serotonin wichtig sind, nimmt das 1,25$(OH)_2$D direkten Einfluss auf unsere Stimmungslage. Eine unzureichende Versorgung mit Vitamin D einer Frau während ihrer Schwangerschaft kann Folgen haben für die Gehirnentwicklung des ungeborenen Kindes. So zeigen Studien einen direkten Zusammenhang zwischen einem Vitamin-D-Mangel in der Schwangerschaft und dem Auftreten von Sprachstörungen bei Kindern zwischen dem fünften und zehnten Lebensjahr.

Außer in den Nieren sind in über 35 weiteren Geweben, die nicht am Knochenstoffwechsel beteiligt sind, Vitamin-D-Rezeptoren nachgewiesen worden. Beispiele für Zelltypen, die Vitamin-D-Rezeptoren enthalten:

- Nervenzellen
- Zellen im Dickdarm
- Zellen des Immunsystems
- Pankreaszellen
- Prostatazellen
- Zellen der Brustdrüse
- Muskelzellen
- Zellen der Ovarien und der Plazenta
- Endothelzellen

In all diesen Zellen ist das aktive Vitamin-D-Hormon $1{,}25(OH)_2D$ für den reibungslosen Ablauf des Stoffwechsels verantwortlich. Dadurch, dass zahlreiche Gewebe Vitamin-D-Rezeptoren (VDR) ausbilden, erklärt sich auch die hohe vorbeugende und therapeutische Bedeutung des Sonnenhormons Vitamin D und seiner hormonaktiven Wirkform $1{,}25(OH)_2D$.

Darüber hinaus unterstützt $1{,}25(OH)_2D_3$ über Wechselwirkung mit VDR die Bildung der Mitochondrien. So nennt man die Kraftwerke unserer Zellen, die in jeder Körperzelle vorkommen – besonders häufig sind sie in Organen oder Zellen mit hoher Stoffwechselleistung zu finden wie in Muskel-, Nerven-, Sinnes- oder Eizellen. In einer Eizelle können sogar bis zu 100.000 Mitochondrien enthalten sein. Die Hauptaufgabe der Mitochondrien ist es, Nahrungsenergie in Zellenergie umzuwandeln – in Form des Zellbrennstoffs Adenosintriphosphat (ATP). Eine gesunde Person produziert am Tag so viel ATP wie ihr Körpergewicht. Im Zellkern fördert $1{,}25(OH)_2D_3$ über VDR die Ausbildung von Genen, die mitochondriale Proteine codieren. Auch die mitochondriale Dynamik und Enzymfunktion (zum Beispiel die Atmungskette) werden durch $1{,}25(OH)_2D_3$ reguliert. Der Einfluss des $1{,}25(OH)_2D_3$ dringt also bis in die kleinste Zelleinheit vor mit enormen Auswirkungen auf den Energiehaushalt des gesamten Körpers.

Um dem Einfluss des Sonnenhormons auf die vielfältigen Körperfunktionen Rechnung zu tragen, sind die meisten Zellen mit einer *lokalen* 1α-OHase ausgestattet, das heißt, sie können – unabhängig von der Niere – nach Bedarf selber $1{,}25(OH)_2D$ aus $25(OH)D$ herstellen.

Im Gegensatz zu dem in den Nieren produzierten 1,25(OH)$_2$D, das nach der Abgabe in die Blutbahn dort seine hormonartige – fachsprachlich „endokrine“ – Wirkung entfaltet, bleiben die Wirkungen des außerhalb der Nieren gebildeten Vitamin-D-Hormons auf die jeweiligen Zellen selbst und ihre Nachbarzellen beschränkt. Im Fachjargon nennt man das auch die „autokrine“ beziehungsweise „parakrine“ Wirkung. Auf diese Art reguliert das in zahlreichen Geweben gebildete 1,25(OH)$_2$D das lokale Zellwachstum (zum Beispiel die Reifung eines Embryos) und wirkt vorbeugend gegen die Entstehung von Autoimmunerkrankungen, Diabetes, Krebs und andere Krankheiten.

Im menschlichen Genom finden sich an die 2.700 Bindungsstellen für den Vitamin-D-Rezeptor, was die Bedeutung des Sonnenhormons für die menschliche Gesundheit zusätzlich unterstreicht. Auch die Spuren, die Umweltfaktoren in unserem Erbgut hinterlassen – die sogenannte epigenetische Prägung –, wird sehr stark von unserem Vitamin-D-Status beeinflusst.

ALARMIERENDER VITAMIN-D-MANGEL IN EUROPA!

Bei der Bevölkerung in Deutschland tritt, wie in den meisten Ländern in Nordeuropa, ein Vitamin-D-Mangel von nahezu pandemischem Ausmaß auf. (Unter einer Pandemie versteht man die länder- und kontinentübergreifende Ausbreitung einer Krankheit.) Gesundheitspolitiker und ernährungsmedizinische Fachgesellschaften in Europa haben diese bedrohliche Entwicklung zur Mangelversorgung bisher überhaupt noch nicht wahrgenommen.

Nach den Daten des Bundesamtes für Gesundheit in der Schweiz aus dem Jahr 2012 leiden etwa 50 Prozent der Schweizer Bevölkerung unter einem Vitamin-D-Mangel [25(OH)D weniger als 20 Nanogramm pro Milliliter]. Weniger als 30 Prozent der Schweizer weisen gerade einmal die Minimalwerte von 25(OH)D von 30 Nanogramm pro Milliliter (zum Teil auch mehr) auf.

Bei uns in Deutschland sieht die Situation nicht viel besser aus. Das Robert Koch-Institut in Berlin hat dazu im Auftrag des Bundesgesundheitsministeriums eine repräsentative Studie über die Vitamin-D-Versorgung in Deutschland durchgeführt. Erschreckendes Ergebnis: Der 25(OH)D- Spiegel im Blut von 57 Prozent der untersuchten Männer und 58 Prozent der Frauen lag unterhalb des kritischen Grenzwerts von 20 Nanogramm pro Milliliter. Bei den über 65-Jährigen waren sogar 75 Prozent mit Vitamin D unterversorgt! Die Defizite waren naturgemäß in den Wintermonaten höher als während der Sommermonate.

Im Rahmen einer labormedizinischen Kontrolle des 25(OH)D-Status von 1.258 Patienten in 264 Hausarztpraxen aus ganz Deutschland (DEVID-Studie) im Zeitraum von Februar bis Mai 2007 hatten die Patienten einen durchschnittlichen 25(OH)D-Spiegel von 16,4 Nanogramm pro Milliliter (= 41 Nanomol pro Liter). Mit zunehmendem Alter fiel der 25(OH)D-Spiegel stark ab. Der prozentuale Anteil der Patienten mit einem Vitamin-D-Mangel war in der Altersgruppe der 75-Jährigen und darüber nahezu doppelt so hoch wie bei jüngeren Menschen. In Abhängigkeit vom Alter hatten 72 bis 85 Prozent der im Rahmen dieser Studie untersuchten Patienten einen ausgeprägten

[25(OH)D: weniger als 20 Nanogramm pro Milliliter] oder einen mäßigen [25(OH)D: 21 bis29 Nanogramm pro Milliliter]Vitamin-D-Mangel, der auch als „Vitamin-D-Insuffizienz" bezeichnet wird.

Der Vitamin-D-Mangel in Europa: eine Pandemie!

Die Häufigkeit des Vitamin-D-Mangels in den europäischen Bevölkerungen und die für alle Betroffenen damit verbundenen potenziellen Gesundheitsgefahren werden durch die Ergebnisse der soeben in der Fachzeitschrift *American Journal of Clinical Nutrition* publizierten ODIN-Studie (AJCN, 2016; Internetseite: www.odin-vitd.eu) zusätzlich belegt. In dieser Studie wurden die 25(OH)D-Spiegel von 55.844 Europäern ausgewertet. Die Ergebnisse sind alarmierend und stellen die Handlungskompetenz und das Verantwortungsbewusstsein der nationalen und europäischen Gesundheitspolitik gegenüber ihren Bevölkerungen infrage:

- 13 Prozent der Untersuchten hatten einen 25(OH)D-Spiegel von < 30 nmol/l beziehungsweise < 12 ng/ml
- 40,4 Prozent der Untersuchten hatten einen 25(OH)D-Spiegel von < 50 nmol/l beziehungsweise < 20 ng/ml und
- 84 Prozent der Untersuchten hatten einen 25(OH)D-Spiegel von < 75 nmol/l beziehungsweise < 30 ng/ml

84 Prozent der untersuchten Menschen hatten demnach einen 25(OH)D-Spiegel von weniger als 30 Nanogramm pro Milliliter, der nach den aktuellen Studien der Arbeits-

gruppe um Herrn Prof. Dr. Michael Amling vom Universitätsklinikum Hamburg-Eppendorf für eine gesunde Knochenmineralisierung nicht ausreicht. In den Monaten von Oktober bis März war ein Vitamin-D-Mangel deutlich häufiger nachweisbar als im Zeitraum von April bis November. Bei ethnischen Gruppen mit dunkler Hautfarbe war der Vitamin-D-Mangel sogar bis zu 71-mal häufiger nachweisbar. Legt man als gesunden Normalwert einen 25(OH)D-Spiegel von 40 bis 60 Nanogramm pro Milliliter beziehungsweise 100 bis 150 Nanomol pro Liter fest, so ist nach den Ergebnissen der ODIN-Studie die Volksgesundheit von Millionen Europäern und Deutschen durch einen Vitamin-D-Mangel gefährdet.

Wie katastrophal die genannten Zahlen sind, wird vollends klar, wenn man sich die lange Liste der Krankheiten ansieht, die durch einen Vitamin-D-Mangel ausgelöst oder verstärkt werden können. Dazu gehören neben den schon genannten auch Übergewicht, die nicht-alkoholische Fettleber (NAFL), chronische Entzündungen, das metabolische Syndrom, der Diabetes mellitus Typ 1 und Typ 2 sowie Herz-Kreislauf-, Gefäß- und Autoimmunerkrankungen.

Sie werden sich jetzt bestimmt fragen, weshalb ein Vitamin-D-Mangel in Europa so häufig auftritt, wenn wir doch das Sonnenhormon mithilfe von Sonnenlicht selber bilden können. Außerdem werden Sie sich fragen, warum wir denn bei einem derart umfangreichen Angebot an Lebensmitteln nicht ausreichend mit Vitamin D versorgt werden. Die Erklärung dafür ist ganz einfach und zugleich logisch eingängig.

1. Unsere geografische Lage

Sonnenlicht ist die natürliche und zugleich wichtigste Quelle für unsere Vitamin-D-Versorgung. Durch einen maßvollen und gesunden Umgang mit der Sonne ohne Sonnenschutzmaßnahmen könnten wir über 90 Prozent unseres Tagesbedarfs an Vitamin D abdecken. Deutschland ist aber, wie viele andere Länder in Europa (zum Beispiel Großbritannien, Finnland, Norwegen), kein „Platz an der Sonne". Und da viele von uns in abhängigen Beschäftigungssituationen stecken, beispielsweise in (Großraum-)Büros arbeiten, können sie daher kaum zwei- bis dreimal in der Woche während ihrer Arbeitszeit eine Pause einlegen und sich vollständig entkleiden, um mittags zehn bis 20 Minuten auf einer Sonnenterrasse oder einer Wiese zu verbringen.

Faustregel: Steht die Sonne so niedrig (flacher als 45 Grad) am Himmel, dass der Schatten Ihres Körpers länger ist als Ihr Körper, kann in der Regel keine Vitamin-D-Produktion in Ihrer Haut mehr erfolgen.

Zudem liegt unser Land zwischen dem 47. und 55. Breitengrad, also auf der Nordhalbkugel auf der Höhe von Kanada. Im Zeitraum von Oktober bis März steht die Sonne hierzulande nicht hoch genug am Himmel (UV-Index geringer als 3), um unsere Haut mit den notwendigen UV-B-Strahlen von 290 bis 315 Nanometer zu versorgen. Der zu flache Einfallswinkel (unter 45 Grad) der Sonne ist für die zu geringe Intensität der Sonneneinstrahlung verantwortlich.

Die Breitengrade verschiedener deutscher Städte

Konstanz	47°	Essen	51°
München	48°	Berlin	52°
Stuttgart	48°	Hamburg	53°
Würzburg	49°	Rostock	54°
Köln	50°	Flensburg	55°

2. Sonnenschutzmittel

Vielen Menschen sind die positiven gesundheitlichen Wirkungen des Sonnenlichts leider überhaupt nicht bekannt. Im Gegenteil: Wir fürchten uns sogar vor der Sonne! Jahrelang kursierten in den Medien Horrorgeschichten und hysterische Warnungen über die gefährliche Sonne, vor der wir uns unbedingt mit Sonnenschutzmitteln mit hohem Lichtschutzfaktor schützen müssten. Auch Hautärzte lassen keine Gelegenheit aus, auf die Gefahren der Sonnenstrahlung hinzuweisen. Manche empfehlen sogar, die Sonne ganz zu meiden. Und bereits Sonnenschutzmittel mit einem relativ niedrigen Lichtschutzfaktor (LSF) von 8 oder 10 in Pflegeprodukten und Körperlotionen können die Bildung von Vitamin D in der Haut stark vermindern und dadurch zu allen negativen Folgen eines Vitamin-D-Mangels für die Gesundheit beitragen. Die Verwendung von Sunblockern und Lichtschutzfaktoren (LSF) in vielen Körperlotionen ab einem LSF von mehr als 30 kann die körpereigene Vitamin-D-Synthese sogar zu über 95 Prozent blockieren. Natürlich ist übertriebenes Sonnenbaden („Grillen“) gesundheitsschädlich, weil es Sonnenbrände verursacht und in der Folge tatsächlich zu Hautkrebs führt. Doch in moderaten Mengen und mit Vernunft genossen, ist Sonnenlicht nicht nur erlaubt, sondern auch unverzichtbar, da es den Vitamin-D-Spiegel und damit unsere Lebensenergie auf einem hohen Level hält.

3. Vitamin D ist nur begrenzt speicherbar

Obwohl Vitamin D zu den fettlöslichen („lipophilen") Vitaminen gehört, kann es unser Körper nur begrenzt speichern. Nach den Leitlinien der US-amerikanischen Endocrine Society und dem renommierten Vitamin-D-Forscher Prof. Bruce Hollis von der Medical University in South Carolina beträgt die Halbwertszeit (HWZ) von der Muttersubstanz Vitamin D nur 12 bis 24 Stunden, die von 25(OH)D etwa zwei bis drei Wochen und die von 1,25$(OH)_2$D etwa zwei bis drei Stunden. (Als Halbwertszeit wird diejenige Zeitspanne bezeichnet, in der die Konzentration einer in einem System vorkommenden Substanz auf die Hälfte absinkt.) Wegen seiner kurzen Halbwertszeit werden hohe Dosen von 50.000 bis 100.000 I. E. Vitamin D rasch abgebaut und sind bereits nach einer Woche nur noch in geringfügigem Umfang nachweisbar. Die regelmäßige tägliche Aufnahme von Vitamin D bewirkt dagegen einen gleichmäßigen Anstieg des 25(OH)D-Spiegels, der sich nach etwa drei bis vier Monaten einependelt hat. Anders hingegen verhält sich die akute oder hoch dosierte Intervalltherapie mit Vitamin D: Sie führt zu starken Schwankungen des Vitamin-D-Status.

4. Unser Lebensstil

Der moderne Mensch lebt nicht den Bedürfnissen seiner Spezies entsprechend, also nicht „artgerecht", denn wir halten uns immer weniger an der frischen Luft auf. Übrigens:

Glas lässt die von uns benötigte UV-B-Strahlung der Sonne nicht durch. Bei geschlossenen Fenstern im Auto, zu Hause oder im Büro kann unsere Haut also kein Vitamin D bilden. Daher sind viele von uns auch in den Sonnenmonaten nicht ausreichend mit Vitamin D versorgt. Wer zum Beispiel täglich über vier Stunden fernsieht oder über zwei Stunden in Staus steht, verdoppelt sein Risiko für einen Vitamin-D-Mangel!

Dagegen könnten wir Vitamin D doch ganz einfach (und extrem günstig!) mithilfe von UV-B-Strahlen der Sonne über unsere Haut bilden. Setzt man sich je nach Hauttyp in der Mittagszeit in Badekleidung der Sonne in einer minimalen Erythemdosis (MED) aus – jener UV-Dosis, die eine gerade sichtbare Hautrötung hervorruft –, so bewirkt dies eine Steigerung der Vitamin-D-Produktion in unserem Körper in eine Höhe, die der Einnahme von 10.000 bis 25.000 I. E. Vitamin D entspricht.

5. Unsere Ernährung

Wir stehen heute vor einem gewaltigen Problem, denn wir haben uns mittlerweile weiter von naturbelassenen Lebensmitteln entfremdet als jemals zuvor in der Menschheitsgeschichte. Unser modernes Ernährungssystem ist nicht nachhaltig, sondern basiert auf endlichen und nicht erneuerbaren Ressourcen. Es bietet uns nur begrenzte Möglichkeiten, unseren Vitamin-D-Bedarf ausreichend über die Nahrung abzudecken – oder hätten Sie Lust, jeden Morgen zum Frühstück einen sauren Hering mit Lebertran herunterzuspülen? Milchprodukte, Eier und Butter sind zur Befriedigung unseres täglichen Bedarfs nur bedingt geeignet.

DER VITAMIN-D-GEHALT VERSCHIEDENER LEBENSMITTEL		
Lebensmittel	Vitamin-D_3-Gehalt in 100 Gramm	Lebensmittelmenge in Gramm/Liter (zur Abdeckung des täglichen präventiven Vitamin-D-Bedarfs von 2.000–4.000 I. E.)
Lebertran	12.000 I. E.	17–34 g
Hering	1.040 I. E.	193–386 g
Aal	840 I. E.	230–460 g
Lachs	680 I. E.	294–588 g
Sardinen	440 I. E.	455–910 g
Thunfisch	240 I. E.	833–1.666 g
Butter	48 I.E.	4.200–8.400 g
	Vitamin-D_3-Gehalt pro Liter	
Muttermilch	12–60 I. E.	160–170 Liter
	Vitamin-D_2-Gehalt in 100 Gramm	
Avocado	140–200 I. E.	1.900–3.600 g
Steinpilze (nicht sonnengetrocknet)	120 I. E.	1.700–3.400 g
Champignons (nicht sonnengetrocknet)	76 I. E.	2.700–5.400 g

Eine Ausnahme bilden Pilze: Steinpilze und Champignons sind eine gute Nahrungsquelle für Vitamin D. Allerdings muss man die Pilze vor dem Verzehr in der Sonne trocknen. Dieses Konservierungsverfahren ist bereits seit Jahrhunderten bekannt, man schneidet dabei zunächst die Fruchtkörper der Pilze in dünne Scheiben und legt sie dann (ohne sie überlappen zu lassen) auf einem sauberen Geschirrtuch oder Ähnlichem in der Sonne zum Trocknen aus. Im Zuge der Trocknung in der Sonne werden in den Pilzen durch die UV-Bestrahlung nennenswerte Mengen von Vitamin D_2 (Ergocalciferol) produziert. Forscher der Universität Freiburg gehen davon aus, dass es für eine Tagesdosis Vitamin D ausreicht, wenn man an einem Sommertag 30 Gramm Pilze in jeweils 5 Millimeter dicke Scheiben schneidet und vor dem Verzehr etwa 30 Minuten in die Mittagssonne legt. Das auf diese Weise durch das UV-B-Licht gebildete Vitamin D_2 (Ergocalciferol) ist chemisch stabil, was bedeutet, dass sich seine biochemische Wirkung nicht verändert und die getrockneten Pilze auch gelagert oder eingefroren werden können. Dieses verblüffend einfache Verfahren würde es uns ermöglichen, den Vitamin-D-Mangel in Deutschland zu beseitigen.

WIE KONTROLLIERE ICH MEINE VITAMIN-D-GESUNDHEIT?

Ob die Einnahme von Vitamin-D-Präparaten notwendig ist, kann Ihr Arzt mithilfe der labordiagnostischen Bestimmung Ihres 25(OH)D-Spiegels im Blutserum überprüfen. Anhand dieses Messparameters lässt sich der individuelle Vitamin-D-Status am besten bestimmen. Der 25(OH)D-Spiegel sollte auch im Rahmen einer medikamentösen Therapie von Diabetes mellitus Typ 1 und Typ 2, Herz-Kreislauf-Erkrankungen (zum Beispiel Herzinsuffizienz), Knochenerkrankungen (zum Beispiel Osteoporose), Krebserkrankungen (zum Beispiel Brustkrebs), Nervenerkrankungen (zum Beispiel Depressionen, multiple Sklerose) oder Schilddrüsenerkrankungen (zum Beispiel Hashimoto-Thyreoiditis) grundsätzlich mindestens ein- bis zweimal pro Jahr überprüft werden.

25(OH)D (NG/ML)	25(OH)D (NMOL/L)	BEWERTUNG
< 20 ng/ml	< 50 nmol/l	Vitamin-D-Mangel
< 30 ng/ml	< 75 nmol/l	Unzureichende Versorgung
40–60 ng/ml	100–150 nmol/l	Optimale Versorgung
> 150 ng/ml	> 375 nmol/l	Vitamin-D-Intoxikation

Die Behauptung, dass ein 25(OH)D-Spiegel von 40 bis 60 Nanogramm pro Milliliter optimal sei, lässt sich durch folgende drei Fakten untermauern:

1. Nach aktuellen Forschungsergebnissen ist ein 25(OH)D-Spiegel von 48 bis 52 Nanogramm pro Milliliter notwendig, um einen Anstieg des Parathormons aus der Nebenschilddrüse möglichst gering zu halten.
2. Untersuchungen an in Afrika lebenden Naturvölkern (zum Beispiel Massai, Hadzabe) zeigen, dass diese ganzjährig einen natürlichen und gesunden 25(OH)D-Status von etwa 46 Nanogramm pro Milliliter haben.
3. Damit eine stillende Mutter den Vitamin-D-Bedarf ihres Säuglings mit der Muttermilch abdecken kann, muss ihr Blut einen Vitamin-D-Spiegel von über 10 Nanogramm pro Milliliter aufweisen. Das ist in der Regel nur dann der Fall, wenn ihr 25(OH)D-Spiegel im Blutserum bei über 48 Nanogramm pro Milliliter liegt.

SONNE ODER SUPPLEMENT?

Nicht nur unsere innere Uhr tickt im Takt der Sonne. Sonnenlicht ist darüber hinaus die ergiebigste Vitamin-D-Quelle überhaupt. Die meisten von uns brauchen sich für eine ausreichende Vitamin-D-Produktion in den Sommermonaten nur wenige Minuten pro Tag dem UV-Licht auszusetzen.

Das Vitamin D in Nahrungsergänzungsmitteln liefert nicht denselben Gesundheitsnutzen wie das physiologisch durch die Sonneneinstrahlung in der Haut hergestellte Vitamin D. Denn unser Körper wird durch das Sonnenlicht nicht nur zur Vitamin-D-Produktion angeregt, bei diesem Prozess bilden sich auch sogenannte Fotoisomere – das sind gesundheitsfördernde, mit dem Sonnenhormon in Verbindung stehende Botenstoffe (Mediatoren). Auch Wohlfühlsubstanzen wie ß-Endorphine, die uns nach einem Sonnenbad ein angenehmes Gefühl schenken, werden durch die Einwirkung von Sonnenstrahlen vermehrt ausgeschüttet. Das bedeutet: Unsere psychische und physische Gesundheit wird durch die Heilkräfte der Sonne auf breiter Ebene gestärkt, wir profitieren dabei für unsere Zell-, die Knochen- und die Organgesundheit, der Schutz vor Autoimmunerkrankungen verstärkt sich und die psychische Gesundheit wird besser beziehungsweise stabiler.

DIE VITAMIN-D-DOSIERUNG

In der Praxis hat sich zum schnellen Ausgleich eines Vitamin-D-Mangels eine hohe sogenannte Aufsättigungsdosis von Vitamin D_3 (Cholecalciferol) bewährt. Wie wir wissen, erhöhen 40 I. E. (= 1 Mikrogramm) Vitamin D_3 den Spiegel von 25(OH)D im Blutserum um etwa 1 Nanomol pro Liter. Danach lässt sich mithilfe einer einfachen Formel, die das Körpergewicht (in Kilogramm) berücksichtigt, die Vitamin-D-Initialdosis (VDI, „Aufsättigungsdosis") wie folgt errechnen:

---

1. Die Vitamin-D-Initialdosis (VDI):
VDI: 40 × [Sollwert – Istwert (nmol/l)] × kg

Bei einer Person mit einem 25(OH)D-Wert von 10 Nanomol pro Liter und einem Körpergewicht von 65 Kilogramm ergäbe sich danach – bei einem Sollwert von 150 Nanomol pro Liter – folgende Vitamin-D-Initialdosis (VDI):

---

40 × [150–10 (nmol/l)] × 65 [kg] = 364.000 I. E. Vitamin D_3

Die errechnete Initialdosis von 364.000 I. E. Vitamin D_3 sollte über sieben bis zehn Tage verteilt zugeführt werden, das bedeutet, die betreffende Person sollte neun Tage lang rund 40.000 I. E. Vitamin D_3 täglich einnehmen.

---

2. Die Vitamin-D-Erhaltungsdosis: 40 bis 60 I. E. Vitamin D pro Kilogramm Körpergewicht pro Tag

---

Im Anschluss an die kurzfristig verabreichte hohe Aufsättigungsdosis zum Ausgleich des 25(OH)D-Spiegels ist zur Erhaltung dieses Werts im Blutserum eine regelmäßige Einnahme von täglich 40 bis 60 I. E. Vitamin D pro Kilogramm Körpergewicht empfehlenswert. Nach frühestens acht Wochen sollte die betreffende Person ihren 25(OH)D-Status nochmals vom Arzt kontrollieren lassen, um zu überprüfen, ob die Vitamin-D-Dosierung ausreichend war.

Frage: *Gibt es bei den einzelnen Vitamin-D-Präparaten Qualitätsunterschiede? Worauf sollte man beim Kauf besonders achten? Spielt die Darreichungsform (Kapseln, Tabletten, Pulver, Tropfen) auch eine Rolle?*

Antwort U. G.: *Vitamin D in flüssiger Form als Öl oder als ölhaltige Kapsel wird im Gegensatz zu Tabletten oder Pulver besser vom Körper aufgenommen und verwertet. Um die Aufnahme in den Körper zu unterstützen, sollte man Vitamin-D-haltige Präparate zu einer fetthaltigen Mahlzeit einnehmen.*

WIE SOLLTE MAN VITAMIN D EINNEHMEN?

Aufgrund seiner kurzen Halbwertszeit von 12 bis 24 Stunden werden hohe Dosen wie etwa 50.000 bis 100.000 I. E. Vitamin D rasch abgebaut und sind bereits nach einer Woche kaum noch nachweisbar. Laut den Forschungsarbeiten von Prof. Bruce Hollis kann ein Großteil des Vitamin D auch über „passive Diffusion“ (Transportprozess, für den die Zellen keine Energie aufwenden müssen) direkt und unabhängig vom Vitamin-D-bindenden Protein (VDBP) in verschiedene

Zellen und Gewebe eindringen. Viele Zellsysteme, etwa das Gehirn, die Brust, der Dickdarm, die Zellen des Immunsystems, die Bauchspeicheldrüse (Pankreas), die Eierstöcke oder die Haut, können so Vitamin D direkt aufnehmen. Es wird dann in den jeweiligen Zielzellen über ihre lokale 25-OHase und die 1α-OHase direkt zum $1{,}25(OH)_2D$ aktiviert und entfaltet dort seine autokrine Wirkung (wer das noch einmal nachlesen möchte: siehe S. 28 f.). Die regelmäßige tägliche Einnahme von Vitamin D führt folglich zu einem gleichmäßigen Anstieg der Vitamin-D- und 25(OH)D-Spiegel im Blutserum, die sich nach etwa drei bis vier Monaten auf einem Gleichgewicht eingependelt haben. Im Gegensatz dazu verursacht die akute oder hoch dosierte Intervalltherapie mit Vitamin D starke Schwankungen des Vitamin-D-Status.

Der einzige Weg, gleichmäßige und physiologische Konzentrationen von Vitamin D und 25(OH)D im Blut aufrechtzuerhalten, besteht daher in der täglichen Zufuhr. Zur Einnahme von Vitamin D beachten Sie bitte auch meine Ausführungen im folgenden Teil des Buches über das Zusammenwirken mit anderen Mikronährstoffen, insbesondere mit Magnesium und Vitamin B_2 (siehe S. 48 ff. und S. 52 ff.).

Frage: *Soll man seine tägliche Vitamin-D-Dosis auf einmal einnehmen oder über den ganzen Tag verteilt wie etwa beim Magnesium?*

Antwort U. G.: *Einmal am Tag reicht! Im Gegensatz zu Magnesium macht bei Vitamin D die auf den Tag verteilte Einnahme der Gesamtdosis absolut keinen Unterschied zur einmaligen Aufnahme.*

Ein anschauliches Beispiel bietet der Vitamin-D-Gehalt der Muttermilch: Mit in der Regel 12 bis 60 I. E. pro Liter ist er äußerst gering. 25(OH)D und der 25(OH)D-VDBP-Komplex werden aus dem mütterlichen Blut nur schlecht in die Muttermilch aufgenommen.

Im Gegensatz dazu geht die Muttersubstanz Vitamin D direkt und unabhängig vom Transportprotein VDBP in die Muttermilch über. Eine stillende Frau kann folglich einen guten 25(OH)D-Status im Blut haben, doch der Vitamin-D-Gehalt ihrer Muttermilch bleibt gering. Ein einfaches Rechenbeispiel von Prof. Hollis soll das illustrieren: Pro 1.000 I. E. Vitamin D, die von der stillenden Mutter supplementiert (ergänzt, zum Beispiel als Tropfen oder Kapseln) werden, steigt der Vitamin-D-Gehalt ihrer Muttermilch um etwa 80 I. E. pro Liter an. Dementsprechend muss eine stillende Mutter täglich 6.000 I. E. Vitamin D einnehmen, damit ihr Baby beim Stillen pro Tag zwischen 400 und 500 I. E. Vitamin D über die Muttermilch bekommt – auf natürliche Art und Weise und dazu komplett nebenwirkungsfrei und sicher.

Anders verhält es sich bei der Übertragung von Vitamin D und 25(OH)D von der Mutter auf ihr ungeborenes Kind (Fötus) über die Plazenta. 25(OH)D in an VDBP gebundener Form wird hier wesentlich besser transportiert, sodass die 25(OH)D-Konzentration im Fötus zu ungefähr 70 Prozent dem mütterlichen 25(OH)D-Spiegel entspricht. Beim Vitamin D selbst liegt die Konzentration in den Föten allerdings nur bei etwa 10 Prozent der mütterlichen Blutwerte.

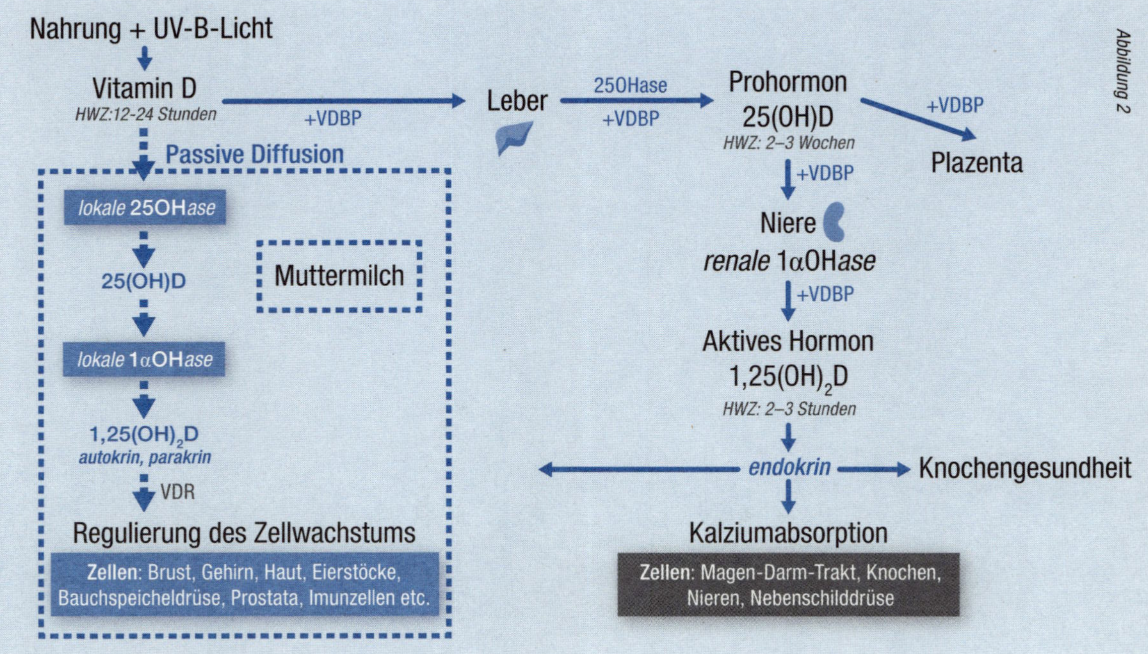
Nahrung + UV-B-Licht
Vitamin D
HWZ:12-24 Stunden
+VDBP
Leber
25OHase
+VDBP
Prohormon
25(OH)D
HWZ: 2–3 Wochen
+VDBP
Plazenta
+VDBP
Niere
renale 1αOHase
+VDBP
Aktives Hormon
1,25(OH)2D
HWZ: 2–3 Stunden
endokrin
Knochengesundheit
Kalziumabsorption
Zellen: Magen-Darm-Trakt, Knochen, Nieren, Nebenschilddrüse
Passive Diffusion
lokale 25OHase
25(OH)D
lokale 1αOHase
1,25(OH)2D
autokrin, parakrin
VDR
Muttermilch
Regulierung des Zellwachstums
Zellen: Brust, Gehirn, Haut, Eierstöcke, Bauchspeicheldrüse, Prostata, Imunzellen etc.

Abbildung 2

TEIL 2

VITAMIN D IM NETZWERK ANDERER MIKRONÄHRSTOFFE

Die Wirkung von Vitamin D wird von einer Reihe anderer Mikronährstoffe beeinflusst. Dabei können diese als Kofaktoren den Vitamin-D-Stoffwechsel regulieren (zum Beispiel bei der Aktivierung von Enzymen oder Genen) oder die Wirkung des Sonnenhormons synergistisch unterstützen (das heißt sich gegenseitig in ihrer Wirkung vervielfältigen, zum Beispiel Vitamin K_2 im Knochenstoffwechsel). Zu den wichtigsten dieser Mikronährstoffe zählen Magnesium, Vitamin A, Vitamin B_2, Vitamin K_2, Kalzium, Eisen, Kupfer und Bor.

MAGNESIUM

Kurz gesagt: Ohne Magnesium bleibt Vitamin D wirkungslos. In unserem Körper ist Magnesium an über 600 Stoffwechselvorgängen beteiligt. Dazu gehören auch alle von Adenosintriphosphat (ATP) abhängigen Prozesse, die im Energiestoffwechsel in den Mitochondrien (den körpereigenen „Energiekraftwerken" in den Zellen) ablaufen. Speziell beim Vitamin-D-Stoffwechsel spielt der Mineralstoff eine wichtige Rolle, er ist ganz eng mit Funktion und Wirkung des Sonnenhormons verbunden (siehe Abb. 3).

Magnesium und Vitamin D unterstützen einander gegenseitig im Stoffwechsel an vielen Stellen und auf unterschiedliche Arten:

1. Magnesium ist wichtig für die enzymatische Aktivierung des Sonnenvitamins D in seine hormonaktive Form $1,25(OH)_2D$ und seine Wirkung über Vitamin-D-Rezeptoren. Dabei reguliert Magnesium den Vitamin-D-Haushalt des Körpers mithilfe dreier Enzyme: Die 25-Hydroxylase, die 1-alpha-Hydroxylase und die 24-Hydroxylase. Die 24-Hydroxylase kann 25(OH)D und $1,25(OH)_2D$ durch Einfügen einer weiteren OH-Gruppe in Position 24 zu $24,25(OH)_2D$ und $1,24,25(OH)_3D$ abbauen. Im Tierversuch führte ein Magnesiummangel zu einer verminderten Aktivität der 1-alpha-Hydroxylase und einer erhöhten Aktivität der 24-Hydoxylase in den Nieren. Infolgedessen geht ein Magnesiummangel mit einer Hypovitaminose D (Vitamin-D-Mangel) einher.

2. Magnesium ist wichtig für die Bildung des Vitamin-D-bindenden Proteins (VDBP), das Vitamin D und seine stoffwechselaktiven Formen, zum Beispiel 25(OH)D, 1,25$(OH)_2$D, in den Blutbahnen transportiert und im Gewebe verteilt.

3. Parathormon und 1,25$(OH)_2$D fördern die Aufnahme von Magnesium aus dem Speisebrei im Magen-Darm-Trakt. Daher kann ein Magnesiummangel die Ansprechrate des Gewebes auf beide Hormone beeinträchtigen. Bekanntestes Beispiel ist die sogenannte Magnesium-abhängige Vitamin-D-resistente Rachitis, die nicht auf Vitamin D, sondern nur auf eine Magnesiumtherapie anspricht.

Dementsprechend kann Vitamin D in hoher Dosierung den Magnesiumbedarf steigern. Zusätzlich konnte bei hohen Dosen von Vitamin D bei einem Teil der untersuchten Probanden eine erhöhte Ausscheidung von Magnesium über die Niere beobachtet werden. Das dürfte – wenigstens im Ansatz – eine Erklärung für die Nebenwirkungen bieten, die das Sonnenhormon bei hoher Dosierung entfalten kann – dazu zählen etwa Kopfschmerzen, Herzstolpern, Angstattacken und Muskelkrämpfe. Diese Symptome sind in der Regel jedoch kein Zeichen einer Überdosierung von Vitamin D, sondern vielmehr eines Mangels an Magnesium.

Bei einer täglichen Dosis von 40 bis 60 I. E. Vitamin D pro Kilogramm Körpergewicht ist eine begleitende Einnahme von 4 bis 6 Milligramm Magnesium pro Kilogramm Körpergewicht pro Tag empfehlenswert (zum Beispiel 400 Milligramm Magnesium pro Tag als Mg-Citrat oder Mg-Glycinat). Schon die Einnahme eines dieser beiden Nährstoffe für sich allein führte in zahllosen Studien zu beeindruckenden

Resultaten – kombiniert man beide, ergibt sich daraus ein großer Baustein für eine ganzheitlich orientierte Erhaltung der Gesundheit und die Krankheitsprävention.

Sie sollten Ihre Gesamttagesdosis an Magnesium immer über den Tag verteilt einnehmen. Zum Beispiel als Pulver die Gesamttagesdosis in einem Liter Wasser auflösen und glasweise über den Tag verteilt trinken. Organisch gebundenes Magnesium in Form von reinem Magnesiumcitrat wird vom Körper wesentlich besser verwertet als das anorganische Magnesiumoxid. Das betrifft vor allem ältere Menschen, die häufig altersbedingte Probleme mit der Magensäureproduktion haben. Das schwer lösliche Magnesiumoxid begünstigt zudem Magen-Darm-Störungen. Magnesiumcitrat hingegen unterstützt ein gesundes Säure-Basen-Gleichgewicht, da es den Bicarbonat-Puffer im Blut stärkt, der unter anderem für die Konstanthaltung des pH-Werts des Bluts wesentlich ist.

Frage: *Kann man von Magnesium „zu viel erwischen" – und wenn ja, wie äußert sich das? Weicher Stuhl? Durchfall? Ist die Nierenfunktion ein Risikofaktor?*

Antwort U. G.: *Bei der oralen Aufnahme von Magnesium-Supplementen ist eine Überdosierung ausgeschlossen, da der Körper vorher schon mit Durchfall reagiert. Achtung: Bei Menschen mit gestörter Nierenfunktion ist auch bei der oralen Einnahme das Eintreten von Nebenwirkungen möglich. Hier bitte die Dosierung unbedingt mit einem Arzt absprechen.*

VITAMIN A

Die beiden Prohormone Vitamin A und Vitamin D unterstützen einander gegenseitig beim Zellstoffwechsel. Sie können aber auch als direkte Gegenspieler („Antagonisten") auftreten. Sämtliche nicht knochenbezogenen Wirkungen des Sonnenhormons sind indirekt auch von Vitamin A abhängig. So konnte in Studien zum immunregulierenden Effekt beider Vitamine gezeigt werden, dass sich Vitamin D und Vitamin A in Kombination bei der Vorbeugung gegen Atemwegsinfektionen in ihrer Wirkung sehr günstig ergänzen. Vitamin D und Vitamin A (Retinol) werden im Stoffwechsel in ihre hormonaktiven Formen Calcitriol [1,25$(OH)_2$D] beziehungsweise 9-cis-Retinsäure umgewandelt. Diese entfalten ähnlich den Sexualhormonen ihre vielfältigen Wirkungen über die Bindung an eigene Rezeptoren.

Vitamin D-Rezeptor (VDR) für 1,25$(OH)_2$D und RXR für 9-cis-Retinsäure (beziehungsweise RAR für All-trans-Retinsäure).

Das durch 1,25$(OH)_2$D und 9-cis-Retinsäure aktivierte Ablesen eines Gens erfolgt in der Regel erst dann, wenn sich VDR und RXR am Gen zu einem Molekülverbund mit zwei unterschiedlichen Untereinheiten zu einem sogenannten Heterodimer (VDR-RXR) vereinigen. Die eigentlichen Effekte von Vitamin D nach seiner Aktivierung über 25(OH)D zum Vitamin-D-Hormon 1,25$(OH)_2$D laufen also meistens über den VDR zusammen mit dem RXR von Vitamin A (→ 9-cis-Retinsäure).

Pro 1.000 bis 2.000 I. E. Vitamin D kann die Supplementierung von 500 bis 1.000 I. E. Retinol pro Tag empfohlen werden, insbesondere Vegetariern und Veganern.

VITAMIN B_2 (RIBOFLAVIN BEZIEHUNGSWEISE LACTOFLAVIN)

Wussten Sie, dass Vitamin B_2 häufig unter der Bezeichnung „E 101" als gelblicher Farbstoff in der Lebensmittelindustrie eingesetzt wird? Riboflavin ist in erster Linie für alle Prozesse zur Energiegewinnung und -verteilung in unserem Körper wichtig. Der Werbeslogan „Milch macht müde Männer munter" ergibt durchaus Sinn. Denn das vor allem in der Milch (lateinisch *lac* für „Milch", *flavus* für „gelb") enthaltende Lactoflavin (auch Riboflavin genannt) ist in den Energiekraftwerken jeder Körperzelle (Mitochondrien) an der Energiegewinnung aus Fetten, Kohlenhydraten und Eiweißen beteiligt. Therapeutisch ist der „gelbe Energizer" vor allem bei der Vorbeugung und Therapie der Migräne sowie bestimmter Haut- und Augenerkrankungen interessant.

Als Koenzym (FAM, FMN) spielt Vitamin B_2 eine zentrale Rolle in der Atmungskette. Bei diesem Stoffwechselprozess werden Nährstoffe (Fette, Kohlenhydrate, Eiweiße) in den Mitochondrien zur Herstellung purer Stoffwechselenergie in Form von Adenosintriphosphat (Kurzform ATP) verbrannt. ATP ist das „Benzin" für alle energieabhängigen Prozesse in unserem Körper. In seiner Eigenschaft als Antioxidans ist Riboflavin ein wichtiger Zellschutzfaktor gegen die aggressiven freien Radikale. Gemeinsam mit Eisen ist es außerdem an der Produktion der roten Blutkörperchen (Ery-

WAS HAT ES DENN EIGENTLICH MIT DEN FREIEN RADIKALEN AUF SICH?

Freie Radikale sind Molekülfragmente, Sauerstoffverbindungen, an deren Bruchstelle ein Atom mit einem ungepaarten Elektron sitzt, weshalb sie hochreaktiv sind. Sie entstehen durch die körpereigenen Stoffwechselprozesse in den Zellen (Verbrennungsvorgänge in den Mitochondrien) oder durch chemische beziehungsweise physikalische Einwirkung von außen, etwa durch UV-Strahlung und Umweltschadstoffe. Sie sind deshalb so gefährlich, weil sie – wenn zu reichlich vorhanden – über Kettenreaktionen Zellschäden verursachen (Veränderungen der Moleküle von funktionellen in dysfunktionelle Moleküle, „oxidativer Stress") und auf diese Weise den Alterungsprozess beschleunigen. Ist beispielsweise die DNA von derartigen molekularen Veränderungen betroffen, können die jeweiligen Abschnitte (Gene) gar nicht mehr oder nicht mehr korrekt „abgelesen" werden, wodurch unter Umständen degenerative und auch autoimmune Erkrankungen entstehen. Einen guten Schutz gegen freie Radikale bieten die sogenannten Antioxidantien, „Radikalfänger" wie beispielsweise das oben behandelte Riboflavin (Vitamin B_2), aber auch Polyphenole, Flavonoide und Carotinoide, die hauptsächlich in frischem Obst und Gemüse stecken.

throzyten) beteiligt, die sämtliche Körperzellen mit Sauerstoff versorgen. Auch andere B-Vitamine wie Vitamin B_6 und Niacin sind auf diesen Stoffwechselaktivator angewiesen.

Die Riboflavin-abhgängigen Enzyme aus der Gruppe der Mono-Oxygenasen und der Oxido-Reduktasen sind zudem an Schlüsselschritten in der Biosynthese von Steroiden und Vitamin D beteiligt. So spielen die Flavoproteine FAD und FMN beim Austausch von Elektronen in der mitochondrialen Elektronentransportkette und bei der Übertragung von Hydroxyl-(OH)-Gruppen eine wesentliche Rolle. Hydroxyl-(OH)-Gruppen übertragende Enzyme wie 24-Hydoxylase (24-OHase), die 25-Hydroxylase (25-OHase) und die 1α-Hydroxylase (1αOHase) werden von Riboflavin reguliert. Daher ist unter anderem die Bildung von 25-Hydroxy-Vitamin D (25(OH)D), 1,25-Dihydroxy-Vitamin D ($1{,}25(OH)_2D$) sowie der Abbauprodukte $24{,}25(OH)_2D$ und $1{,}24{,}25(OH)_3D$ von Riboflavin abhängig.

VITAMIN K

Bei Vitamin K handelt es sich nicht um eine einheitliche Substanz, sondern um eine Gruppe eng verwandter Derivate (abgeleiteter chemischer Verbindungen) mit einer 2-Methyl-1,4-Naphthoquinon-Struktur als gemeinsamem Grundgerüst. Alle Vitamin-K-Derivate enthalten diesen Grundkörper, der auch als „Menadion“ bezeichnet wird. Menadion kommt in der Natur nicht vor, kann aber synthetisch hergestellt werden und ist auch bekannt unter dem Namen „Vitamin K_3“. Die einzelnen Substanzen aus der Gruppe der K-Vitamine werden auch als „K-Vitamere“ bezeichnet.

Zu den wichtigsten natürlich vorkommenden K-Vitaminen zählen das in grünen Pflanzen enthaltene Phylloquinon, auch als „Vitamin K_1“ bekannt, sowie das von Darmbakterien (zum Beispiel *Bacteroides*) gebildete Menaquinon, das auch als „Vitamin K_2“ bezeichnet wird. Menaquinon-7 (MK-7) ist aufgrund seiner Molekülstruktur stärker lipophil (aus dem Griechischen abgeleitet mit der Bedeutung „fettliebend“, was heißt, dass sich eine Substanz gut in Fetten und Ölen lösen lässt beziehungsweise ihrerseits Fette und Öle gut lösen kann) und hat im Vergleich zu Vitamin K_1 eine deutlich längere Halbwertszeit (HWZ) von drei Tagen. Bei regelmäßiger Zufuhr von MK-7 ergeben sich bei diesem K-Vitamin daher nicht nur stabilere, sondern auch etwa sieben- bis achtfach höhere Blutspiegel. Im Vergleich zu Vitamin K_1 ist die Verteilung von MK-7 in verschiedenen Geweben deutlich besser.

Menaquinone stecken vor allem in tierischen Lebensmitteln wie Rinderleber sowie in bakteriell fermentierten Nahrungsmitteln wie Joghurt und einigen Käsesorten (zum Beispiel 1 bis 10 Mikrogramm pro 100 Gramm in Emmentaler Käse (45 Prozent Fett) sowie in Chester-Käse. Die reichhaltigste Quelle für MK-7 (etwa 10 Mikrogramm pro Gramm) ist Natto, ein japanisches Gericht mit einer langen Ernährungstradition, das aus bakteriell fermentierten Sojabohnen besteht.

Der Vitamin-K-Bedarf

Exakte Empfehlungen bezüglich eines allgemeinen Vitamin-K-Bedarfs gibt es an sich nicht, die Empfehlungen seitens der Ernährungsgesellschaften beziehen sich meist nur auf den Bedarf der Leber für die Bildung von Blutgerinnungsfaktoren. Für alle Altersgruppen jenseits des Neugeborenenalters gilt eine tägliche Vitamin-K-Zufuhr von 1 Mikrogramm pro Kilogramm Körpergewicht als angemessen, wobei die Plasmathrombinspiegel einbezogen werden müssen.

Aufgrund der häufig vorkommenden Unterversorgung mit Vitamin K_2 als MK-7 kann den Betroffenen unter dem Aspekt der Vorbeugung beziehungsweise der Risikominderung für Knochenbrüche und Gefäßkomplikationen die Aufnahme von 0,5 bis 1 Mikrogramm MK-7 pro Kilogramm Körpergewicht pro Tag empfohlen werden.

Vitamin D kann – muss aber nicht – unter dem Aspekt der gegenseitigen Wirkungsverstärkung mit Vitamin K_2 kombiniert werden. Das empfiehlt sich vor allem im Hinblick auf die Knochengesundheit. Die Behauptung, Vitamin D würde ohne die gleichzeitige Zufuhr von Vitamin K_2 eine Gefäßverkalkung verursachen, ist bisher wissenschaftlich nicht belegt, insbesondere dann nicht, wenn ein gesunder 25(OH)D-Status von 40 bis 60 Nanogramm pro Milliliter eingehalten wird. Darüber hinaus ist die Datenlage zu MK-7 hinsichtlich der Gefahr einer Gefäßverkalkung noch nicht abschließend geklärt. Die Ergebnisse größerer Studien dazu (beispielsweise von der Universität Maastricht) werden mit Spannung erwartet.

Die Aufgaben von Vitamin K

Vitamin K aktiviert im Körper verschiedene Proteine (Eiweiße), die als Folge der Vitamin-K-abhängigen Carboxylierung (darunter versteht man eine Reaktion zur Einführung einer Carboxygruppe in eine organische Verbindung, wobei Carbonsäuren entstehen) Kalzium-Ionen binden und dadurch stoffwechselaktiv werden. Carboxyliertes Osteocalcin (cOc) bindet so im Knochengewebe Kalzium, das mithilfe der knochenaufbauenden Zellen (Osteoblasten) in das Hydroxylapatit (hydroxiliertes Kalziumphosphatsalz mit hohem Härtegrad, Hauptbestandteil der anorganischen Substanz in Knochen und Zähnen) des Knochens eingebaut wird. 1,25$(OH)_2$D steigert die Synthese des uncarboxylierten Osteocalcins. Eine geringe Vitamin-K-Zufuhr über die Ernährung und ein hoher Anteil an uncarboxyliertem Osteocalcin (ucOc) sind eigenständige Risikofaktoren für Hüftgelenksfrakturen.

Im Hinblick auf den Knochenstoffwechsel kann unter dem Aspekt der gegenseitigen Wirkungsverstärkung eine Kombination von Vitamin D mit MK-7 empfohlen werden.

KALZIUM

Kalzium ist von seiner Menge her das wichtigste Mineral in unserem Körper und ein wesentlicher Baustein für Knochengewebe und Zähne. Der Löwenanteil des Kalziums, etwa 99 Prozent, findet sich als sogenanntes Hydroxylapatit (hydroxyliertes Kalziumphosphatsalz mit hohem Härtegrad, Hauptbestandteil der anorganischen Substanz in Knochen und Zähnen) in den Knochen und nur 1 Prozent in den Körperflüssigkeiten. Somit ist das Knochengewebe für den Organismus das wichtigste Kalziumreservoir, auf das er bei Bedarf immer zurückgreift. Beim Menschen wird die Hauptmasse des Knochens, etwa 90 Prozent, bis zum 20. Lebensjahr gebildet. Weitere 10 Prozent bis zur maximal erreichbaren Knochenmasse (*peak bone mass*, „Spitzenknochenmasse“) werden bis zum 35. Lebensjahr aufgebaut. Danach nimmt die Knochenmasse kontinuierlich ab. Frauen haben allgemein eine geringere Knochenmasse als Männer. Ein guter 25(OH)D-Status bildet eine wichtige Voraussetzung für die Kalziumresorption aus dem Darm und die Verstoffwechselung im Körper.

Laut aktuellen Studien sollte für die optimale Kalziumaufnahme und -verwertung der 25(OH)D-Status bei mindestens 32 Nanogramm pro Milliliter liegen. Das Knochenvitamin hilft uns, unnötige Kalziumverluste über den Urin zu verhindern. Vitamin D ist sozusagen der „Schlüssel", der dem Kalzium „die Tür zum Knochen" öffnet.

Kalzium ist für die Lebensfähigkeit unserer Körperzellen unverzichtbar. Neben seiner Funktion als Knochenbaustoff spielt Kalzium eine wichtige Rolle bei der Stabilisierung der Zellmembranen, der Reizübertragung im Nervensystem, der Muskelkontraktion und der Blutgerinnung.

Zu den wichtigsten Ursachen beziehungsweise zu den Hauptbeiträgen für eine mangelhafte Kalziumversorgung gehören eine zu geringe Zufuhr von Milch und Milchprodukten, häufiger Genuss von Kaffee und schwarzem Tee, Rauchen sowie der Konsum von Fast Food (etwa Pizza, Pommes und Hamburger) und phosphathaltigen Softdrinks (Cola, Limonade). Auch ein allgemeiner Vitamin-D-Mangel, Störungen der Nebenschilddrüse sowie Dysbalancen bei den weiblichen und männlichen Sexualhormonen ziehen den Kalziumhaushalt in Mitleidenschaft. Die dauerhafte Einnahme von Arzneimitteln wie Cortison, Abführmitteln, Antiepileptika und Magensäurepuffern erhöht nicht nur den Kalziumbedarf, diese Medikamente können auch den Kalziumverlust über den Stuhl oder Urin erhöhen. Vor allem die zur Behandlung entzündlicher Krankheiten wie Rheuma eingesetzten Glucocorticoide (Cortison-Präparate) sind wahre „Kalziumräuber und Knochenkiller"!

Kalzium und Magnesium stören sich bei der Aufnahme nicht gegenseitig. Kalzium und Magnesium sollten jedoch immer im Verhältnis von etwa 2 : 1 ergänzt werden. Ohne Magnesium kann unser Kalzium- und Vitamin-D-Stoffwechsel nicht reibungslos ablaufen!

Die Einnahme der Gesamttagesdosis an Kalzium sollte immer über den Tag verteilt werden. Organisch gebundenes Kalzium in Form von Calciumcitrat wird vom Körper wesentlich besser verwertet als das anorganische Calciumcarbonat, das trifft vor allem auf ältere Menschen zu, die häufig (altersbedingte) Probleme mit der Magensäureproduktion haben. Das unlösliche Calciumcarbonat ist genau der Kalk, der sich in der Kaffee- oder Waschmaschine festsetzt! Vitamin D fördert die Kalziumverwertung zusätzlich. Generell muss man zuerst seinen 25(OH)D-Status normalisieren, bevor man Kalzium als Nahrungsergänzung aufnimmt. Der tägliche Kalziumbedarf lässt sich in der Regel mit einer ausgewogenen Mischkost abdecken, dazu gehören Milch und Milchprodukte, vor allem aber auch grünes Gemüse – ein echter „Hit" ist Grünkohl, er liefert in einer Portion von 200 Gramm ganze 424 Milligramm Kalzium! Mangold, Fenchel und Spinat bringen es immerhin auch auf etwa 200 Milligramm je Portion.

EISEN

In seiner Eigenschaft als Biokatalysator regt das Spurenelement Eisen die Bildung der Knochensubstanz über die Aktivierung des Enzyms Lysyl-Hydroxylase an. Daneben wird durch Eisen auch das Enzym 25-Hydroxylase (25-OHase) aktiviert und damit die Mineralisierung der Knochenmatrix durch Vitamin D unterstützt. Der Knochen besteht aus einem Fasergerüst, das durch Kalzium, Phosphor und andere Mineralstoffe gehärtet ist. Zwei verschiedene Strukturen bilden den Knochen: fester („kortikaler") Knochen und poröser („trabekulärer") Knochen. Die kortikale Knochenstruktur bildet die äußere Schicht – eine starke, dichte Struktur aus Gewebefasern. Innerhalb dieser äußeren Schicht befindet sich der schwammartige trabekuläre Knochen. Um bruchresistent zu sein, müssen Knochen stark sein. Die Knochenstärke wiederum ist abhängig von zwei Hauptfaktoren: von der Knochenmasse und der Knochenqualität.

Wie Tierversuche ergaben, führt ein Eisenmangel zu einer unzureichenden Mineralisierung des Knochenskeletts in Verbindung mit krankhaften Störungen der Mikroarchitektur des trabekulären Knochenanteils und zu abnehmender Knochenstärke. Ein ausgeprägter, schwerer Eisenmangel bewirkt darüber hinaus die Verringerung biochemischer Marker, welche die Knochenneubildung charakterisieren, die sogenannten Prokollagen Typ-I-Propeptide.

BOR

In tierexperimentellen und klinischen Studien am Menschen zeigt Bor positive Wirkungen auf den Knochenstoffwechsel, die Gelenkfunktion, die Schilddrüsenfunktion und die kognitive Leistungsfähigkeit. Allerdings ist Bor nach dem aktuellen Stand der Ernährungsmedizin für den Menschen nicht essenziell, für Pflanzen hingegen lebenswichtig (zum Beispiel für den strukturellen Aufbau der Zellwände und für den Energiestoffwechsel). Dennoch liefern Studien zu einem ernährungsbedingten Bormangel sowohl an Tieren wie auch an Menschen rationale Daten, die dafür sprechen, dass Bor unter ernährungsmedizinischen Aspekten viele positive Wirkungen auf die menschliche Gesundheit hat und als essenziell eingestuft werden könnte.

Das Ultra-Spurenelement Bor (B) ist ein äußerst hartes und hitzebeständiges Nichtmetall der dritten Hauptgruppe des Periodensystems. Bor besitzt die höchste Zugfestigkeit aller bekannten Elemente sowie die zweithöchste Härte, die lediglich vom Diamanten übertroffen wird. Bor stabilisiert Zellmembranen und moduliert membranabhängige Transportprozesse. Dadurch lässt sich die Verwertung von Kalzium und Magnesium verbessern. Bor liegt als dreiwertiges Element vor und bildet trigonale planare Verbindungen vom Typ BX_3 [zum Beispiel $B(OH)_3$]. Eine zentrale Eigenschaft dieser BX_3-Verbindungen ist ihre Fähigkeit, als Elektronen-Akzeptoren zu fungieren. Aus den trigonalen (dreiflächigen) Komplexen können durch die Bindung eines weiteren Liganden (ein Stoff, der an einen Rezeptor „andocken" und über diesen „Vermittler" auf die jeweilige Zielzelle wirken kann, zum Beispiel OH) tetraedrische (vierflächige) Komplexe gebildet werden [zum Beispiel $B(OH)_4$: Borat]. Demnach kann Bor beispielsweise Komplexe mit hydroxy-(OH-)-haltigen Verbindungen wie $24{,}25(OH)_2D$ bilden.

Es ist also denkbar, dass Bor derartige Komplexe mit dem Vitamin-D-Metaboliten $24{,}25(OH)_2D$ bildet, dem deaktivierten Endprodukt von Vitamin D, das durch die Reaktion von 25(OH)D mit der 24-Hydroxylase (24-OHase) entsteht. Der Komplex aus Bor mit $24{,}25(OH)_2D$ könnte – als sogenannter Inhibitor – das Enzym 24-Hydroxylase hemmen oder alternativ die Bildung des Enzyms unterdrücken, sodass in der Folge 25(OH)D nicht so leicht durch die 24-Hydroxylase abgebaut und deaktiviert wird. In der Summe verbessert Bor wahrscheinlich die biologische Halbwertszeit und Bioverfügbarkeit von 25(OH)D.

KUPFER

Kupfer spielt eine wichtige Rolle bei der Regulation des Knochenwachstums sowie bei der Entwicklung des Skeletts. Als Kofaktor des Enzyms Lysyl-Oxidase ist es an der Bildung von sogenannten Quervernetzungsprodukten („Crosslinks“) im Kollagen und Elastin beteiligt. Diese Kollagen-Quervernetzungsprodukte sind Faserbestandteile des Knochens und für die Mikroarchitektur des Knochengewebes wichtig. Darüber hinaus kann Kupfer die Knochenauflösung (Osteolyse) durch knochenabbauende Zellen (Osteoklasten) verhindern. Insgesamt erhöht Kupfer die Knochenstärke und hilft dabei, eine optimale Knochenqualität aufrechtzuerhalten.

PHOSPHOR

Der Körper eines Erwachsenen enthält etwa 700 Gramm Phosphor. Damit ist Phosphor nach Kalzium das im menschlichen Organismus quantitativ am häufigsten vertretene Mineral, wobei es fast ausschließlich in Form von Phosphat erscheint. In organisch gebundener Form kommt Phosphor als Baustein von Eiweißen, Kohlenhydraten, Fetten und Nukleinsäuren vor. Daneben stecken organische Phosphate vor allem in industriell verarbeiteten Produkten wie Schmelzkäse, Fleisch- und Wurstwaren. Freie Phosphorsäure wird auch als Säuerungsmittel (zum Beispiel in Cola-Getränken) verwendet. Da Phosphor im Verdacht steht, Auslöser allergischer Reaktionen und Verursacher von Osteoporose zu sein, sollte man darauf achten, pro Tag keinesfalls mehr als 70 Milligramm Phosphor pro Kilogramm Körpergewicht aufzunehmen.

Etwa 85 Prozent der gesamten Phosphatmenge befinden sich in den Knochen (Hydroxylapatit), 14 bis 15 Prozent in Weichteilen und Zähnen und weniger als 1 Prozent im Raum außerhalb der Zellen. Als energiereiches Adenosintriphosphat (ATP) ist Phosphat die wichtigste Energiequelle im Zellstoffwechsel und an allen Energie verbrauchenden Stoffwechselprozessen beteiligt. Als Grundbaustein der Phospholipide ist es wichtiger Bestandteil der Zellmembranen. Zusammen mit Kalzium bildet Phosphat einen wesentlichen Baustein des Knochengewebes. Daneben ist das Phosphatpuffersystem für unseren Säure-Basen-Haushalt wichtig.

Ein großes, aber vermeidbares Gesundheitsproblem bildet die verbreitete Verwendung von Phosphat als Nah-

FÜR CHEMIE-FANS: DIE PHOSPHATONINE UND DAS „SCHLÜSSELHORMON" FGF-23

Die Phosphatoninen sind eine seit Kurzem bekannte Gruppe von Hormonen, deren primäre Aufgabe in der Regulierung des Phosphathaushalts besteht. Davon am besten untersucht ist das im Knochen gebildete FGF-23 *(Fibroblast Growth Factor 23)* – es ist sozusagen das „Schlüsselhormon" zur Kontrolle des Phosphathaushalts. FGF-23 wird überwiegend in den Osteozyten des Knochens gebildet. Die Ausschüttung von FGF-23 erfolgt mit steigendem Phosphatgehalt im Blut. Im Darm und in den Nieren vermindert FGF-23 die Ausbildung von Phosphattransportern, wodurch die Aufnahme über den Darm geringer wird und sich die Ausscheidung über die Nieren erhöht. Bei genetisch manipulierten Mäusen führt der Verlust dieses Hormons zu einer schweren Hyperphosphatämie (einem dramatisch erhöhten Phosphatspiegel im Blut) und parallel durch eine vermehrte 1-alpha-Hydroxylierung zu einer verstärkten Bildung von Calcitriol in den Nieren. Umgekehrt steigert ein erhöhtes FGF-23 die Phosphatausscheidung über die Nieren und hemmt die Aktivierung von Vitamin D zu $1{,}25(OH)_2D$. Bei einem sinkenden Kalziumblutspiegel wird vermehrt Parathormon ausgeschüttet und die knochenabbauenden Osteoklasten im Skelett werden aktiviert, was eine vermehrte Kalzium- und Phosphatfreisetzung zur Folge hat. Im Magen-Darm-Trakt steigert Parathormon zusammen mit $1{,}25(OH)_2D$ die Resorption von Phosphat, während sie durch Calcitonin gehemmt wird.

rungsmittelzusatzstoff (Säureregulator, Festigungs- oder Trennmittel) oder als Konservierungsmittel: Das freie, nicht organisch gebundene Phosphat wird im Magen-Darm-Trakt sehr effektiv aufgenommen. Phosphat kann direkt über die gestörte Kalziumverwertung und/oder über die Beeinflussung hormoneller Regelkreise eine nachhaltige Schädigung des Herz-Kreislauf- und des Gefäßsystems begünstigen wie auch Alterungsprozesse beschleunigen. Wenn der Phosphatspiegel im Blut einen kritischen Wert überschreitet, verbindet sich Phosphat mit Kalzium zu schwer löslichem Kalziumphosphat, was zu Ablagerungen in den Blutgefäßen und in den Nieren führen kann. Folge des niedrigen Kalziumblutspiegels ist eine Hypokalkämie (ein Absinken des Kalziumblutspiegels), die eine Übererregbarkeit von Nerven und Muskeln (Tetanie, Muskelkrämpfe) hervorruft.

Das Verhältnis von Phosphor zu Kalzium sollte im menschlichen Organismus höchstens 1 : 1 betragen. Bei der heutigen fleischbetonten Ernährungsweise ist das Verhältnis jedoch ungünstiger, der Phosphor-Anteil liegt hier bei bis zu 20 : 1 und damit zu hoch.

ARZNEIMITTEL ALS VITAMIN-D-RÄUBER

Gehören auch Sie zu den vielen Menschen, die krankheitsbedingt regelmäßig Medikamente einnehmen müssen? Mit zunehmendem Alter steigt dabei nicht nur die Anzahl der Betroffenen, sondern auch die Anzahl der verordneten Medikamente. Typ-2-Diabetiker beispielsweise schlucken neben dem Antidiabetikum Metformin gleichzeitig Medikamente gegen Bluthochdruck, gegen zu viel Magensäure, gegen erhöhte Blutfette und gegen erhöhte Harnsäurewerte. Bei vielen Patienten mit multiplen Beschwerden kommt so schnell ein halbes Dutzend verschiedener Arzneimittel zusammen. Unabhängig von den vielfältigen Wechselwirkungen dieser Medikamente untereinander, die mit ihrer Zahl auch immer komplexer werden, können sich unerwünschte Arzneimittelwirkungen auch im Zusammenhang mit einem Vitamin-D-Mangel entwickeln.

Ein durch Medikamente ausgelöster Vitamin-D-Mangel kann sich in Form von Störungen der Knochenmineralisation bis hin zur medikationsbedingten Osteoporose äußern – und das sogar bei Kindern. Auch hinter muskulären Beschwerden wie Muskelschwäche, Muskelschmerzen und Gangstörungen kann sich ein arzneimittelbedingter Vitamin-D-Mangel verbergen. Wenn Sie mit einem Medikament aus der folgenden Arzneimittelgruppe behandelt werden, sollten Sie in jedem Fall vom Hausarzt Ihren 25(OH)D-Status kontrollieren lassen:

Arzneimittel, die einen Vitamin-D-Mangel auslösen (eine Auswahl)

- Arzneimittel gegen Epilepsie (Antiepileptika)
- Cortison-Präparate (Glucocorticoide)
- HIV-Medikamente (antiretrovirale Virustatika)
- Mittel zur medikamentösen Krebstherapie (Chemotherapie)
- Johanniskraut (Inhaltsstoff: Hyperforin)

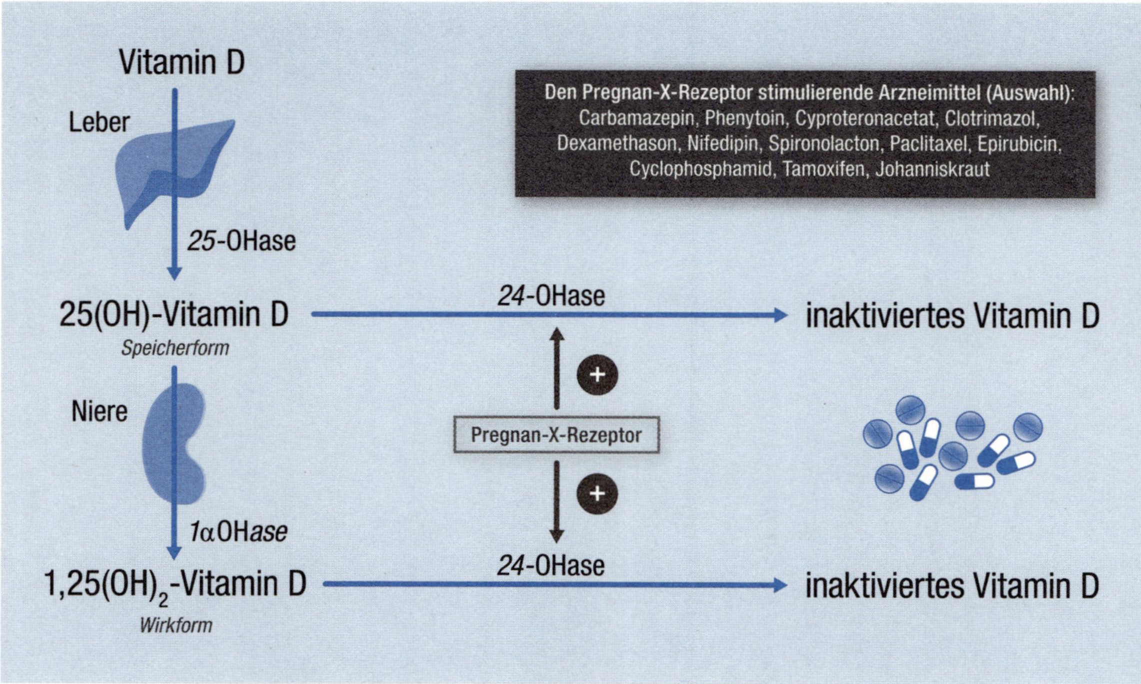

Abbildung 3 Vitamin-D-abbauende Medikamente

Die einzelnen Vitamin-D-Räuber im Detail

Arzneimittel wie etwa das Antiepileptikum Phenytoin oder das Corticoid Dexamethason können den Pregnan-X-Rezeptor stimulieren und hierüber die 24-Hydroxylase (24-OHase) aktivieren. Die 24-OHase baut 25(OH)-Vitamin D und 1,25(OH)$_2$-Vitamin D in nicht mehr stoffwechselaktive Vitamin-D-Metaboliten ab. Dadurch wird das Vitamin D deaktiviert und verliert seine Stoffwechselfunktion.

Das bedeutet: Arzneimittel, die den Pregnan-X-Rezeptor stimulieren, können potenziell sämtliche negativen Folgen auslösen, die mit einem Vitamin-D-Mangel einhergehen. Ein arzneimittelbedingter Vitamin-D-Mangel macht sich vor allem auf der Ebene des Knochen- und Muskelstoffwechsels bemerkbar.

Antiepileptika

Bei Kindern, die gegen ihre epileptischen Anfälle mit Arzneimitteln wie Phenytoin oder Carbamazepin behandelt werden, kann dies schwere Störungen im Knochenwachstum verursachen. Diese gravierende Nebenwirkung wurde bereits vor 60 Jahren wissenschaftlich dokumentiert. Im schwersten Fall kann sich dabei eine *Osteopathia antiepileptica* entwickeln, das heißt eine medikationsbedingte Osteoporose (Verlust der Knochendichte, „Knochenschwund") beim heranwachsenden Kind.

Unter einer Therapie mit Antiepileptika muss das betroffene Kind notwendigerweise täglich etwa 60 I. E. Vitamin D pro Kilogramm seines Körpergewichts bekommen, um einen normalen Blutspiegel von 25(OH)-Vitamin D, also mindestens 40 Nanogramm pro Milliliter, zu erreichen, ihn zu halten und so einem medikationsbedingten Vitamin-D-Mangel vorzubeugen.

Glucocorticoide

Cortisonhaltige Arzneimittel, die sogenannten Glucocorticoide, werden aufgrund ihrer entzündungshemmenden Eigenschaften bei vielen von Entzündungsprozessen geprägten Erkrankungen eingesetzt. Das Anwendungsspektrum der Glucocorticoide reicht von entzündlichen Darmerkrankungen, Gelenkserkrankungen, Hauterkrankungen bis hin zu Atemwegserkrankungen (zum Beispiel Asthma) und Allergien. Glucocorticoide wie Prednison und Dexamethason können ebenfalls den Pregnan-X-Rezeptor stimulieren und anschließend Vitamin D über die 24-OHase zu nicht mehr stoffwechselaktiven Metaboliten abbauen. Mit der regelmäßigen Einnahme von Vitamin D (beispielsweise täglich 60 I. E. Vitamin D pro Kilogramm Körpergewicht) kann man den kortisonbedingten Nebenwirkungen auf den Vitamin-D- und den Knochenstoffwechsel entgegensteuern.

Aids- und HIV-Medikamente

Die in der Therapie von HIV und Aids eingesetzten Medikamente sollen die Vermehrung des Virus im Körper verhindern. Die Kombinationstherapie birgt ein besonders hohes Risiko für Nebenwirkungen: Dabei treten häufig Störungen der Knochenmineralisation auf. In der medikamentösen Anti-HIV-Therapie werden Arzneimittel wie Ritonavir, Saquinavir und Efavirenz angewandt, die den Pregnan-X-Rezeptor stimulieren können und dadurch in der Folge den Abbau von Vitamin D über die 24-OHase steigern. Die Infektion mit dem HIV-Virus erhöht den Vitamin-D-Bedarf zusätzlich.

HIV-Infizierte sind besonders häufig von einer mangelhaften Vitamin-D-Versorgung [25(OH)D geringer als 30 Nanogramm pro Milliliter] betroffen. Da ein Vitamin-D-Mangel den Krankheitsverlauf nachteilig beeinflusst, sollten HIV-Patienten immer ihren 25(OH)D-Status kontrollieren lassen und begleitend Vitamin D supplementieren (zum Beispiel täglich 60 I. E. Vitamin D pro Kilogramm Körpergewicht).

Krebsmedikamente

Gerade Krebspatienten sind leider besonders oft mit Vitamin D [25(OH)D geringer als 30 Nanogramm pro Milliliter] unterversorgt. Ein Vitamin-D-Mangel kann sich auch auf den Verlauf einer Krebserkrankung (so etwa bei Brust-, Darm-, Blasen- und Blutkrebs) negativ auswirken und beeinträchtigt die Lebensqualität der Betroffenen zusätzlich, steigert die Rate der Nebenwirkungen und verringert die Effektivität der krebszellzerstörenden Medikamente weiter.

Darüber hinaus können etliche der in der medikamentösen Krebstherapie eingesetzten Arzneimittel – beispielsweise Anthrazykline wie Epirubicin (E), Doxorubicin (D) und Taxane wie Docetaxel (DOC) – den Vitamin-D-Abbau fördern und damit sogar das Risiko für eine Knochenschädigung erhöhen.

Ein Vitamin-D-Mangel kann die tumordestruktive Wirkung des Antikörpers Rituximab bei Lymphompatienten aushebeln und die Überlebensrate bei den Betroffenen senken, wie aktuelle Studien an Patienten mit diffus großzelligem B-Zell-Lymphom (DLBCL) belegen. Unter der Therapie mit den monoklonalen Antikörpern Rituximab oder Trastuzumab (Herceptin) steigt bei einem Vitamin-D-Mangel auch die Anzahl der Nebenwirkungen (zum Beispiel auf die Schleimhäute) drastisch. Die in der Begleittherapie eingesetzten Bisphosphonate, Aromatasehemmer (zum Beispiel Letrozol) oder das in der Brustkrebstherapie häufig angewandte Antihormon Tamoxifen können von Vitamin D profitieren, indem es ihre positiven Effekte verstärkt und gleichzeitig die Nebenwirkungen (zum Beispiel Knochen- und Gelenkschmerzen) verringert.

Krebspatienten sollten grundsätzlich ihren Vitamin-D-Status kontrollieren lassen und ihn bei Bedarf entsprechend ausgleichen. In der Regel ist die tägliche Einnahme von etwa 60 I. E. Vitamin D pro Kilogramm Körpergewicht ausreichend.

Johanniskraut *(Hypericum perforatum)*

Was wirkt, hat Nebenwirkungen – das gilt auch für pflanzliche Heilmittel! Das Johanniskraut ist ein populäres pflanzliches Antidepressivum, da es einen stimmungsaufhellenden Wirkstoff namens Hyperforin enthält. Diese Substanz ist ebenfalls in der Lage, den Pregnan-X-Rezeptor zu stimulieren und anschließend Vitamin D über die 24-OHase zu nicht mehr stoffwechselaktiven Metaboliten abzubauen. Wenn Sie regelmäßig Johanniskraut-Präparate einnehmen, empfehle ich Ihnen, am besten mindestens 2.000 I. E. Vitamin D täglich zu supplementieren und Ihren 25(OH)D-Spiegel kontrollieren zu lassen. Übrigens: Das Sonnenhormon bringt auch Sonne ins Gemüt!

DIE OPTIMIERUNG DER ARZNEIMITTELWIRKUNG

Vitamin D kann nicht nur die unerwünschten Nebenwirkungen einiger Arzneimittel auf Knochen und Muskulatur verringern, sondern auch das therapeutische Wirkprofil verschiedener Medikamente verbessern.

Cholesterinsenker vom Statin-Typ

Cholesterinsenker vom Statin-Typ – in der Fachsprache auch „Statine" genannt – werden seit Jahren erfolgreich bei Patienten mit erhöhten LDL-Cholesterinspiegeln eingesetzt, um diese zu senken und damit Gefäßverengungen durch Ablagerungen an den Gefäßwänden („Arterienverkalkung") vorzubeugen, die langfristig zu Herzinfarkt oder Schlaganfall führen können. Eine gute Versorgung mit Vitamin D verringert nicht nur die allgemeine, sondern auch die Sterberate aufgrund von Herz-Kreislauf- und Gefäßerkrankungen. Bemerkenswert: Vitamin D hat auch einen günstigen Einfluss auf die Blutfette! Denn Vitamin D senkt erhöhte Triglyceridspiegel und hebt zu niedrige HDL-Cholesterinspiegel an.

In einer aktuellen Studie an Patienten, die mit dem Cholesterinsenker Atorvastatin behandelt wurden, konnte gezeigt werden, dass die cholesterinsenkende Wirkung dieses Medikaments bei Patienten mit einem normalen 25(OH)D-Status viel stärker ausfällt als bei solchen mit einem Vitamin-D-Mangel. Vitamin D unterstützt also die therapeutische Wirkung der Statine. Laut aktuellen Studien begünstigt eine unzureichende Versorgung mit Vitamin D (25(OH)D weniger als 30 Nanogramm pro Milliliter)

Abbildung 4: Der Einfluss von Vitamin D auf das Wirkprofil von Arzneimitteln

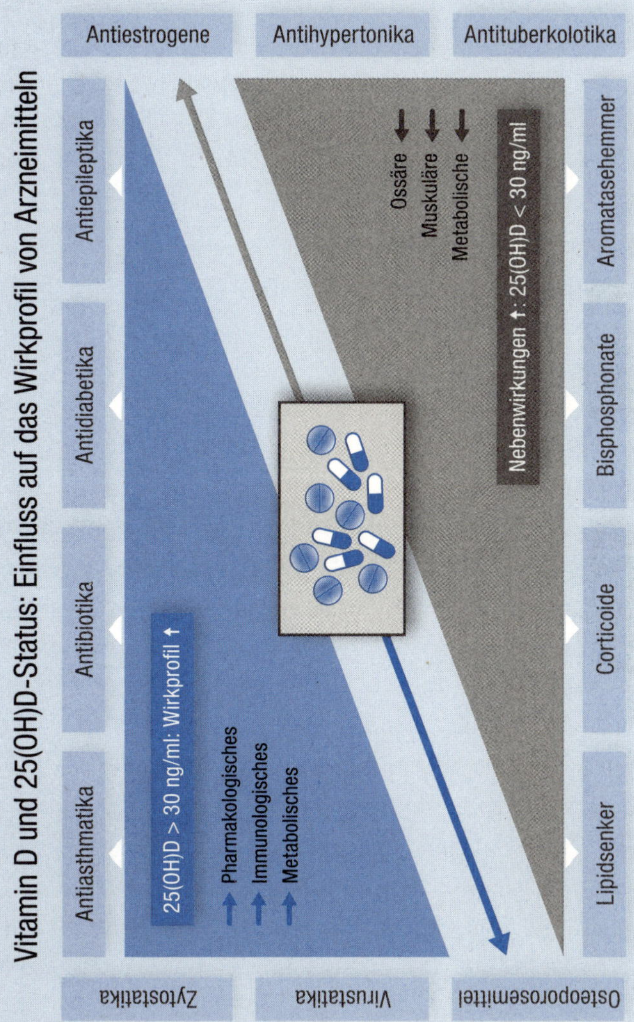

offenbar auch Muskelschmerzen und andere muskuläre Störungen, wie sie häufig bei einer Therapie mit Cholesterinsenkern von Statin-Typ auftreten. In einer neuen Studie mit Patienten, die unter statinbedingten Muskelschmerzen litten, brachte die ergänzende Gabe von 50.000 I. E. Vitamin D pro Woche über einen Zeitraum von zwölf Wochen den Probanden nicht nur eine Verbesserung ihres 25(OH)D-Status von 20,4 auf 48,2 Nanogramm pro Milliliter, sondern ließ zusätzlich bei 92 Prozent der Patienten die unangenehmen beziehungsweise schmerzhaften muskulären Symptome vollständig abklingen.

An einer weiteren aktuellen Interventionsstudie nahmen 150 Patienten im Alter von ungefähr 60 Jahren mit Hypercholesterinämie (das heißt zu hohen Cholesterinspiegeln im Blut) und mit einem unzureichenden 25(OH)D-Status (weniger als 32 Nanogramm pro Milliliter) teil, die aufgrund ihrer statinbedingten Muskelschmerzen nicht mit einem Statin behandelt werden konnten. Im Rahmen der Studie wurde zunächst ihr 25(OH)D-Status durch die ergänzende Gabe von zweimal 50.000 I. E. Vitamin D pro Woche für drei Wochen und anschließend einmal 50.000 I. E. Vitamin D pro Woche ausgeglichen. Nach drei Wochen bekamen die Patienten dann wieder die Statine zur Behandlung ihrer Hypercholesterinämie. Unter der begleitenden Supplementierung von Vitamin D waren nach 8,1 Monaten 131 von 150 Patienten (das sind 87 Prozent) frei von Muskelschmerzen und vertrugen die Statine gut. Ihre 25(OH)D-Spiegel stiegen von durchschnittlich 21 Nanogramm pro Milliliter auf 40 Nanogramm pro Milliliterund normalisierten sich bei 78 Prozent (117 von anfangs 150) der Patienten mit Vitamin-D-Mangel und Statinunverträglichkeit. Die LDL-Cholesterinwerte wurden im Durchschnitt von 146 Milligramm pro Deziliter auf 95 Milligramm pro Deziliter – und damit deutlich – gesenkt.

Eine aktuelle klinische Studie vom Frühjahr 2015, die im *North American Journal of Medical Sciences* veröffentlicht wurde, umfasste 134 Patienten mit Statinintoleranz. Im Rahmen dieser Studie ließ sich belegen, dass Unverträglichkeitsreaktionen auf Statine (zum Beispiel in Form von Muskelschmerzen), die in Verbindung mit einem Vitamin-D-Mangel auftreten, in 88 bis 95 Prozent der Fälle durch die wöchentliche Supplementierung von 50.000 bis 100.000 I. E. Vitamin D komplett und sicher aufgehoben werden können. Die Bedeutung eines Vitamin-D-Mangels für die Nebenwirkungsrate der Statine wird zudem ausführlich in den Leitlinien der European Atherosclerosis Society (EAS) aus dem Jahr 2015 beschrieben.

Knochenwirksame Arzneimittel: Bisphosphonate

Bisphosphonate gehören zu einer Arzneimittelgruppe, die vor allem zur Behandlung von Knochen- und Kalziumstoffwechselerkrankungen angewandt werden. In der Osteoporosetherapie gehören Bisphosphonate derzeit zu den am häufigsten verordneten Arzneimitteln. Darüber hinaus werden Bisphosphonate auch bei Krebserkrankungen, beispielsweise gegen Knochenmetastasen, eingesetzt. In Deutschland sind folgende Bisphosphonate zugelassen: Etidronat, Clodronat, Alendronat, Ibandronat, Risedronat und Zoledronat. Bisphosphonate haben eine hohe Affinität zu den Strukturen der Knochenoberfläche (das bedeutet, ein Großteil der aufgenommenen Menge wird innerhalb kurzer Zeit auf der geschädigten Knochenoberfläche abgelagert und später über Monate und Jahre hinweg in den Knochen eingebaut) und reichern sich in der Zwischenzellsubstanz des Knochens an. Hier hemmen sie den Knochenabbau durch die sogenannten Osteoklasten, die knochenabbauenden Zellen. Damit steuern Bisphosphonate dem fortschreitenden Knochenabbau bei Osteoporose effektiv entgegen. Wenn Sie mit einem Bisphosphonat behandelt werden, sollten Sie darauf achten, dass Ihr 25(OH)D-Spiegel zwischen 40 und 60 Nanogramm pro Milliliter liegt. Auch Nebenwirkungen, die unter einer Behandlung mit Bisphosphonaten möglicherweise auftreten, wie beispielsweise eine Kiefernekrose, lassen sich durch einen gesunden 25(OH)D-Spiegel deutlich verringern.

Tuberkulosemittel

Bis ins 20. Jahrhundert hinein wurde häufig Lebertran – er enthält Retinol und Vitamin D – zur Tuberkulosebehandlung verwendet. 1849 beschreibt der britische Arzt C. J. B. Williams in einem Artikel im London *Journal of Medicine* den erfolgreichen Einsatz von Lebertran in der Tuberkulosetherapie. Er berichtet darin, dass sich bei 206 von seinen 234 Patienten mit Tuberkulose nach der Einnahme von Lebertran eine merkliche und eindeutige Verbesserung ihres Zustands eingestellt hatte. Zur Tuberkulosetherapie stehen verschiedene speziell gegen die Erreger wirksame Antibiotika zur Verfügung, die unter dem Begriff „Antituberkulotika" zusammengefasst werden. Eine aktuelle Studie aus England wirft nun ein neues Licht auf die Rolle des Sonnenvitamins bei der Tuberkulosebehandlung: Demnach prägt sich die Wirkung der speziellen Antibiotika auf den Tuberkuloseerreger wesentlich stärker aus, wenn die Patienten gleichzeitig Vitamin D einnehmen.

Fazit: Bis heute ist bereits von zahlreichen Arzneimitteln bekannt, dass sie den Pregnan-X-Rezeptor stimulieren und hierüber den Vitamin-D-Abbau fördern können. Allerdings sind noch längst nicht alle diese Medikamente identifiziert. Deshalb empfehle ich Ihnen, wenn Sie regelmäßig Arzneimittel einnehmen müssen, vom Hausarzt Ihren 25(OH)D-Status kontrollieren zu lassen, um langfristig Störungen in Ihrem Vitamin-D-Haushalt zu vermeiden. Die gezielte Einnahme von Vitamin D kann nicht nur medikationsbedingte Nebenwirkungen auf Knochen und Muskulatur verringern, sondern auch das therapeutische Wirkprofil vieler Medikamente und damit die Arzneimitteltherapie insgesamt verbessern.

TEIL 3

VITAMIN D IN PRÄVENTION UND THERAPIE VON A BIS Z

Weltweit sind über eine Milliarde Menschen von einem Vitamin-D-Mangel betroffen. Die unzureichende Versorgung mit Vitamin D bildet einen Risikofaktor für viele gefürchtete Zivilisationskrankheiten, unter anderem Asthma, Herzinfarkt, Schlaganfall, Diabetes mellitus, verschiedene Krebserkrankungen, Demenz und Depressionen, um hier nur einige zu nennen. Auch das Risiko für Autoimmunerkrankungen wie multiple Sklerose oder Morbus Crohn wird durch einen Vitamin-D-Mangel erhöht.

ANTI-AGING: LÄNGER LEBEN MIT VITAMIN D

Offenbar kann ein guter Vitamin-D-Status [25(OH)D größer gleich 32 Nanogramm pro Milliliter] das Risiko für die Entwicklung altersbedingter Erkrankungen und Störungen des Immunsystems mindern, wie eine Studie aus England zeigt: Dafür wurden bei 2.160 Frauen zwischen 18 und 79 Jahren die 25(OH)D-Werte im Blutserum gemessen und diese zur Länge der Telomere ihrer weißen Blutkörperchen in Relation gesetzt.

Unter Berücksichtigung einiger Einflussfaktoren – wie etwa des Vitamin-D-Spiegels – verglichen die Wissenschaftler in dieser Studie die Telomerlänge der Leukozyten mit dem Alter der jeweiligen Frauen: Frauen mit dem besten Vitamin-D-Status [25(OH)D-Status von 49,6 Nanogramm pro Milliliter] hatten dabei deutlich längere Telomere als Frauen mit einem Vitamin-D-Mangel [25(OH)D-Status von 16,4 Nanogramm pro Milliliter]. Bei diesen beiden Gruppen von Frauen betrug der Unterschied in der Alterung ihrer Telomere fünf Jahre! Dieser Unterschied prägte sich besonders stark aus, wenn im Blut der betreffenden Frau zusätzlich erhöhte Entzündungsmarker nachweisbar waren. Laut dieser Studie hatte eine Frau mit einem guten Vitamin-D-Status gegenüber einer Frau mit Vitamin-D-Mangel einen deutlichen Vorteil hinsichtlich ihrer Lebensdauer sowie eine geringere Anfälligkeit für Infekte und Entzündungen. Die Ergebnisse dieser Studie sprechen dafür, dass ein guter Vitamin-D-Status generell den Alterungsprozess der betreffenden Person verlangsamt und sie vor altersbedingten Erkrankungen schützt.

DIE TELOMERE UND IHRE ENORME BEDEUTUNG FÜR UNSERE LEBENSZEIT

Telomere sind die „Schutzkappen" an den Enden unserer Erbgutfäden, der Chromosomen, die in allen Zellkernen enthalten sind. Jedes Mal, wenn sich eine gesunde Zelle teilt, werden ihre Telomere um ein winziges Stück verkürzt. Dieser Prozess intensiviert sich mit zunehmendem Alter und wird durch Entzündungsprozesse zusätzlich beschleunigt. Unterschreiten die Telomere eine gewisse Mindestlänge, teilt sich die Zelle nicht mehr und stirbt ab.

Die Telomere fungieren in unseren Körperzellen sozusagen als „eingebaute Lebenszeituhren", die jede Zellerneuerung mitzählen. Die Länge der Telomere ist somit ein Erkennungszeichen des biologischen Alterungsprozesses. Da sich die weißen Blutkörperchen (Leukozyten) mit jedem Zellzyklus schneller erneuern als andere Zellen, werden ihre Telomere auch rascher verkürzt. Kürzere Telomere sind mit einer höheren Sterblichkeitsrate und einem erhöhten Risiko für chronische Erkrankungen verbunden. Die Telomerlänge der Leukozyten ist ein anerkannter Parameter zur Beurteilung von Alterungsprozessen und Alterskrankheiten.

Wie andere Studien aus den letzten Jahren belegen, besteht definitiv auch zwischen der allgemeinen Sterblichkeit und dem Vitamin-D-Status ein Zusammenhang. So zeigen die Ergebnisse einer umfassenden US-amerikanischen Metaanalyse vom Juni 2014, dass Personen mit einem ausgeprägten Vitamin-D-Mangel [25(OH)D-Status weniger als 10 Nanogramm pro Milliliter] gegenüber denjenigen mit einem normalen Vitamin-D-Status [25(OH)D-Status größer als 30 Nanogramm pro Milliliter] ein um 90 Prozent erhöhtes Risiko tragen, vorzeitig zu sterben. Im Rahmen der vorliegenden Metaanalyse wurden die Ergebnisse von insgesamt 32 Studien aus 14 Ländern mit einer durchschnittlichen Studiendauer von neun Jahren und über 500.000 Teilnehmern (deren Alter bei ungefähr 55 Jahren lag) ausgewertet. Dabei wurden Studien von 1966 bis 2013 analysiert. Die Auswertung der Studien ergab, dass bei Menschen mit einem 25(OH)D-Status von mehr als 30 Nanogramm pro Milliliter die Sterblichkeitsrate etwa halb so hoch war wie bei Menschen mit einem ausgeprägten Vitamin-D-Mangel [25(OH)D-Status von 0 bis 9 Nanogramm pro Milliliter].

ATEMWEGSINFEKTE: ERKÄLTUNG, GRIPPALER INFEKT UND INFLUENZA A

Infektionen der oberen Atemwege (zum Beispiel grippale Infekte) zählen zu den häufigsten Erkrankungen überhaupt und verursachen dem Staat und der Wirtschaft durch die damit verbundenen Arbeitsausfälle hohe Kosten. Nach Schätzungen der WHO leiden jährlich 10 bis 20 Prozent der Weltbevölkerung unter einer Influenza. Die Influenza, auch „echte Grippe“ oder „Virusgrippe“ genannt, ist eine beim Menschen durch Viren (Influenzavirus A, B) ausgelöste Infektionskrankheit. Das Virus dringt über die Schleimhaut der Atemwege, des Mundes und der Augen in den Körper ein. Es erreicht diese Eintrittsorte vor allem über eine Tröpfcheninfektion (etwa durch Niesen). Über 200 verschiedene Viren verursachen Erkältungskrankheiten. Erwachsene leiden durchschnittlich drei- bis viermal, Kleinkinder sogar bis zu 13-mal pro Jahr unter viralen Atemwegsinfektionen.

Lange hat man in der Wissenschaft gerätselt, weshalb Grippe- und Erkältungswellen immer in der sonnenarmen Jahreszeit über unser Land schwappen. 1981 stellte der englische Arzt und Epidemiologe Robert Edgar Hope-Simpson als Erster die Hypothese auf, dass zwischen der Jahreszeit und dem Auftreten der Influenza ein enger Zusammenhang bestehe. Aktuelle Studien liefern nun einen neuen Erklärungsansatz: Ursache der Grippewellen ist ein immunschwächender Vitamin-D-Mangel. Eine unzureichende Versorgung mit Vitamin D [25(OH)D-Status von weniger als 30 Nanogramm pro Milliliter] erhöht im Herbst und im Winter bei Jung und Alt die Anfälligkeit für Infektionen der oberen Atemwege erheblich.

Die Häufigkeit und Verbreitung von Atemwegsinfekten nimmt in gemäßigten Breiten vor allem im Winter stark zu. Denn in der nördlichen Hemisphäre oberhalb des 35. Breitengrads (etwa in Deutschland und Nordamerika) reicht die Strahlungsintensität der Sonne von Oktober bis Ende März nicht aus (UV-Index geringer als 3), um den Vitamin-D-Bedarf der Bevölkerung über die UV-B-abhängige Vitamin-D-Produktion in der Haut sicherzustellen. Im Vergleich zu einem 20-jährigen Erwachsenen hat bei einem älteren Menschen obendrein die Fähigkeit der Haut, Vitamin D zu produzieren, um 75 Prozent abgenommen.

WIE HILFT VITAMIN D BEI ATEMWEGSINFEKTIONEN?

Vitamin D hat tief greifende und komplexe Wirkungen auf die Immunkompetenz (Fähigkeit zur Immunabwehr): Die Zellen des Immunsystems werden durch Vitamin D „scharfgemacht". In seiner hormonaktiven Form 1,25(OH)$_2$D senkt das Sonnenhormon die Infektiosität von Erkältungsviren, indem es die Produktion virenabtötender körpereigener Antibiotika (zum Beispiel Cathelicidin, Defensin) steigert.
1,25(OH)$_2$D dämpft außerdem Entzündungsprozesse und stärkt unser Immunsystem auf breiter Ebene.
Zusätzlich hilft Vitamin D dabei, die Funktion der Schleimhäute in den Atemwegen sowie im Magen-Darm-Trakt und das Immunsystem im Darm intakt zu halten.

In einer US-amerikanischen Studie mit 18.883 Probanden im Alter über zwölf Jahre (*Third National Health and Nutrition Examination Survey, NHANES,* 1988 bis 1994) wurde der Zusammenhang zwischen dem 25(OH)D-Spiegel und der Anfälligkeit für Infekte der oberen Atemwege untersucht. Der durchschnittliche 25(OH)D-Spiegel der Studienteilnehmer lag bei 29 Nanogramm pro Milliliter. Dabei zeigte sich, dass die Anfälligkeit für Atemwegsinfekte eindeutig im umgekehrten Verhältnis zum 25(OH)D-Status stand: Von den Studienteilnehmern mit einer schlechten Vitamin-D-Versorgung litt ein Drittel häufiger an Atemwegsinfekten. Im Vergleich zu den höchsten 25(OH)D-Spiegeln (höher als 30 Nanogramm pro Milliliter) hatten diejenigen mit 25(OH)D-Spiegeln von weniger als 10 Nanogramm pro Milliliter ein 1,4-fach und diejenigen mit 25(OH)D-Spiegeln von 10 bis 30 Nanogramm pro Milliliter ein 1,2-fach erhöhtes Risiko für Infekte der oberen Atemwege. Bei Menschen mit Asthma bronchiale oder chronisch obstruktiver Lungenerkrankung und Lungenemphysem (COPD) war bei einem Vitamin-D-Mangel das Risiko für Atemwegsinfekte sogar 5,6-fach beziehungsweise 2,3-fach erhöht.

Die Schutzwirkung des Sonnenhormons gegen Infektionskrankheiten der Atemwege wird durch zahlreiche klinische Studien unterstrichen. An einer weiteren Studie nahmen 208 Afroamerikanerinnen nach ihrer Menopause teil. Dabei erhielten die Probandinnen im Studienzeitraum (insgesamt 36 Monate) während der ersten zwei Jahre entweder 800 I. E. eines Vitamin-D-Präparats pro Tag, anschließend und bis zum Ende der Studie 2.000 I. E. pro Tag – oder ein Placebo. Ergebnis: Von den mit Vitamin-D-Präparaten versorgten Frauen litten erheblich weniger unter jahreszeitlich bedingten grippalen Infekten als bei der Kontrollgruppe mit den Placebos. Im Vergleich zu den Studienteilnehmerinnen der Placebogruppe hatten Frauen, die täglich 800 I. E. Vitamin D supplementierten, ein um 60 Prozent reduziertes Erkältungsrisiko. Bei Frauen, die täglich 2.000 I. E. Vitamin D einnahmen, verringerte sich das Risiko für Atemwegsinfekte sogar um 90 Prozent.

Eine weitere klinische Studie wurde in Japan von Dezember 2008 bis März 2009 mit 334 Schulkindern durchgeführt. Die Kinder erhielten während des Studienzeitraums täglich 1.200 I. E. Vitamin D oder ein Placebo. Durch die Gabe des

Sonnenhormons wurde das Risiko der Kinder, an Influenza A zu erkranken, gegenüber der Placebo-Kontrollgruppe um 62 Prozent verringert. Bemerkenswerterweise führte die Supplementierung von Vitamin D bei Kindern mit Asthma bronchiale zu einer um 83 Prozent geringeren Rate von Asthmaanfällen.

Die mittlerweile vorliegenden Ergebnisse dreier aktueller Metaanalysen aus den Jahren 2013, 2016 und 2017 beweisen, dass die tägliche Supplementierung von Vitamin D bei Kindern und Erwachsenen deren Risiko für Atemwegsinfektionen (im Vergleich zu Placebo-Kontrollgruppen) signifikant senkt, nämlich um 20 bis 36 Prozent. Bei denjenigen Personen mit einem 25(OH)D-Ausgangswert von weniger als 25 Nanomol pro Liter (weniger als 10 Nanogramm pro Milliliter) war die Schutzwirkung durch die Vitamin-D-Gabe stärker ausgeprägt und das Risiko für Atemwegsinfekte sogar um 70 Prozent gesenkt. Diese Studien belegen auch die Richtigkeit der Behauptung von Prof. Hollis, wonach die tägliche Einnahme von Vitamin D deutlich effizienter ist als eine hoch dosierte Intervalltherapie (zum Beispiel einmal pro Monat).

AUFMERKSAMKEITS-DEFIZIT-HYPERAKTIVITÄTS-SYNDROM (ADHS)

„Hyperaktiv“ oder „hypermotorisch“ – diese Begriffe treffen auf Kinder zu, deren Verhalten durch drei Kernsymptome gekennzeichnet ist: Aufmerksamkeitsstörungen (Konzentrationsprobleme), Hyperaktivität (Unruhe, „Zappelphilipp“), Impulsivität. Typische Nebensymptome sind

Desorganisation und emotionale Symptome (zum Beispiel Stimmungsschwankungen, verminderte Belastbarkeit bei Stress). Fachsprachlich wird diese Symptomkombination als „Aufmerksamkeits-Defizit-Hyperaktivitäts-Syndrom" (ADHS) bezeichnet. In den westlichen Industrienationen zählen Aufmerksamkeitsdefizit- und Hyperaktivitätsstörungen (ADS und ADHS) zu den häufigsten neurokognitiven Störungen bei Kindern. Laut Schätzungen leiden angeblich zwischen 5 und 20 Prozent der Schulkinder an einem dieser Syndrome. Neben ihrer motorischen Hyperaktivität fallen an diesen Kindern vor allem ihre Konzentrationsschwäche und ihr impulsives Verhalten auf. Zu den häufigen Folgen für die betroffenen Kinder gehören schwache schulische Leistungen, soziale Isolation und ein gering ausgeprägtes Selbstwertgefühl.

Die Gründe für die Ausbildung eines ADHS-Syndroms sind komplex und bisher noch längst nicht vollständig identifiziert. Genetische Einflussfaktoren, Störungen im Neurotransmitterhaushalt (zum Beispiel bei Dopamin, Noradrenalin und Serotonin) und im Energiestoffwechsel des Gehirns dürften ursächlich an seiner Entwicklung beteiligt sein. Insbesondere die bereits genannten Nervenbotenstoffe Dopamin, Noradrenalin und Serotonin spielen im Zusammenhang mit ADHS eine zentrale Rolle: Sie stehen an den Schaltstellen der Nervenzellen (Synapsen), wo sie benötigt werden, nicht in ausreichender Menge zu Verfügung beziehungsweise die Menge fällt zu schnell ab. Dadurch kommt es zu Störungen bei der Übertragung und beim Austausch von Signalen zwischen den Nervenzellen im Gehirn. Es besteht die Annahme, dass bei den betroffenen Kindern beispielsweise das Dopamin im Gehirn schneller abgebaut wird. Zum einen wird das auf Veränderungen im Dopamin-Transporter-Gen (DAT1-Gen) zurückgeführt, zum anderen auf eine gestörte Durchblutung des Gehirns, da bei Patienten mit ADHS die vorderen Hirnabschnitte weniger Blutzucker verbrauchen und die rechte vordere Hirnregion weniger aktiv ist. In der Folge ist das Zusammenspiel des Aufmerksamkeits- und Motivationssystems beeinträchtigt. Hyperkinetische (durch eine deutlich stärkere Bewegungsaktivität gekennzeichnete) Verhaltensstörungen können sich zudem auf der Basis einer frühen Schädigung des Gehirns (etwa durch Komplikationen in der Schwangerschaft oder bei der Geburt), aufgrund von Belastungen mit Umweltgiften (zum Beispiel Schwermetallen wie Blei), Infektionen, Autoimmun- und Schilddrüsenerkrankungen entwickeln.

Die Störung des Neurotransmitterstoffwechsels bildet unter anderem die therapeutische Begründung für den Einsatz von Methylphenidat (Handelsname Ritalin®) bei Kindern mit ADHS. In den westlichen Industrienationen war in den vergangenen Jahren ein extrem starker Anstieg der Verordnungshäufigkeit dieses Medikaments beobachtet worden. Methylphenidat ist ein Psychostimulans, ein antriebssteigerndes Mittel aus der Gruppe der Amphetamine, das die Verfügbarkeit von Dopamin und Noradrenalin im Gehirn verbessert. Neueren Studien zufolge tragen – neben den Ungleichgewichten beziehungsweise Schwankungen im Neurotransmitterhaushalt – offenbar auch eine Unterversorgung mit Vitamin D sowie mit Gehirnfettsäuren aus maritimen Quellen, Eisen, Zink, Magnesium und einigen

B-Vitaminen (zum Beispiel Vitamin B_6) wesentlich zur Entstehung und Ausprägung von hyperkinetischen Verhaltensstörungen bei.

Unser Gehirn braucht Vitamin D und gehirnaktive Nährstoffe

Das menschliche Gehirn ist ein sehr aktives Organ mit einem besonders hohen Sauerstoff- und Energiebedarf. Laut Schätzungen besteht es aus bis zu 100 Milliarden Nervenzellen, die über 100 Billionen Schaltstellen miteinander verbunden sind. Obwohl das Gehirn nur 2 Prozent unseres Körpergewichts ausmacht, verbraucht es 20 Prozent unseres gesamten Sauerstoffs und mehr als 25 Prozent der Nahrungsenergie in Form von Glukose. Dieser hohe Energieverbrauch ist nicht weiter verwunderlich, betrachtet man die vielfältigen Aufgaben unseres Gehirns: Komplexe Prozesse wie Denken, Sehen, Hören, Sprechen oder Fühlen sowie die Speicherung und Verarbeitung von Sinneseindrücken müssen gleichzeitig ausgeführt und koordiniert werden. Über ein dichtes Netz von Nervenfasern steuert das Gehirn mithilfe von Nervenbotenstoffen, den sogenannten Neurotransmittern, die Weiterleitung von Impulsen und den neuronalen Datenaustausch. Als übergeordnete Schaltzentrale regelt es auch unsere Stimmungslage, den Schlaf-wach-Rhythmus und die soziale Kompetenz. Da das Gehirn nur eine geringe Speicherkapazität für Energie besitzt, kann bereits ein kurzzeitiger Ausfall der Energie- und Nährstoffversorgung (zum Beispiel mit Vitamin D) zu ausgeprägten Störungen der Hirnleistung bis hin zu Hirnschäden führen.

Brainfood statt Junkfood – Dünger fürs Gehirn?!

Offensichtlich wurde der Einfluss der Ernährung auf die Hirnleistung jahrzehntelang unterschätzt. Neurowissenschaftler dachten lange Zeit, die Zusammensetzung unserer Ernährung spiele für die Intelligenz und geistige Leistungsfähigkeit keine Rolle, solange nur die Grundversorgung des Gehirns mit Energie gewährleistet sei. In den vergangenen Jahren haben Hirnforscher nun jedoch auch die Bedeutung von Vitamin D und Nahrungsinhaltsstoffen wie Omega-3-Fettsäuren oder Eisen für unsere Geisteskraft und Hirngesundheit immer häufiger und gründlicher untersucht. Die wichtigste Erkenntnis: Eine gesunde, nährstoffreiche Ernährung (zum Beispiel mit viel Seefisch) macht nicht nur unseren Geist glücklich, sondern schärft auch unseren Verstand. Die gute Nachricht: Man kann Intelligenz essen, wenn man will!

Trotz zahlreicher Aufklärungskampagnen in den vergangenen Jahren klafft zwischen der Theorie einer gesunden Ernährung und dem tatsächlichen Ernährungsverhalten nach wie vor eine gewaltige Lücke – das betrifft alle Altersklassen, aber vor allem Kinder und Jugendliche. Die aktuellen Ergebnisse der HELENA-Studie, einer europaweit durchgeführten Studie an Jugendlichen im Alter von 12,5 bis 17,5 Jahren, machen das erneut in alarmierender Weise deutlich. Teilnehmer an diesem multizentrischen europäischen Projekt waren Städte in zehn Ländern, darunter Belgien (Gent), Deutschland (Dortmund), Frankreich (Lille), Griechenland (Athen und Heraklion auf Kreta), Großbritannien (Birmingham), Italien (Rom), Österreich (Wien), Ungarn (Pécs), Schweden (Stockholm) und Spanien (Saragossa).

Vergleich der tatsächlichen Ernährungsgewohnheiten von Jugendlichen (laut HELENA-Studie) mit den Empfehlungen des Forschungsinstituts für Kinderernährung (FKE) für eine altersgemäße Mischkost:

LEBENSMITTEL	HELENA-STUDIE[1]	MISCHKOST (FKE)[2]
Fleisch, Wurst (g/Tag)	160	65/75 (w/m)
Obst (g/Tag)	125	260/300 (w/m)
Gemüse (g/Tag)	100	260/300 (w/m)
Fisch (g/Woche)	20	100/100 (w/m)
Milch und -produkte (ml/Tag)	260	425/450 (w/m)
GETRÄNKE		
Wasser (ml/Tag)	728	1.200/1.300 (w/m)
Zuckerhaltige Softdrinks (ml/Tag)	303	[3]
GENUSSMITTEL		
Schokolade (g/Tag)	25	[3]
Süße Teigwaren (g/Tag)	55	[3]
GESAMTENERGIE		
kcal/Tag	bis zu 3.300	2.200/2.700 (w/m)[2]

[1]Altersgruppe: 12,5 bis 17,5 Jahre

[2]Altersgruppe: 13 bis 14 Jahre

[3]Geduldete Lebensmittel: 10 Prozent der Gesamttagesenergie dürfen durch geduldete Lebensmittel nach der FKE abgedeckt werden. Das sind für die Altersgruppe der 13- bis 14-Jährigen weniger als 220/270 Kilokalorien pro Tag (m/w), das heißt je 100 Kilokalorien entsprechend 45 Gramm Obstkuchen oder 30 Gramm Fruchtgummi oder 20 Gramm Schokolade oder 10 Stück Chips oder 1 Glas (200 Milliliter) Limonade.

Nach der HELENA-Studie nehmen Europas Jugendliche im Durchschnitt jeden Tag etwa 160 Gramm Fleisch, 125 Gramm Obst, 100 Gramm Gemüse, 55 Gramm süße Teigwaren (wie Kuchen), 25 Gramm Schokolade, 728 Milliliter Wasser, 260 Milliliter Milch und 303 Milliliter mit Zucker gesüßte Softdrinks (zum Beispiel Limonaden) zu sich. Der enorme Konsum von Genussmitteln und zuckerhaltigen Softdrinks ist – je nach Vorlieben – mit einer täglichen Kalorienaufnahme von bis zu 3.300 Kilokalorien verbunden und fördert Erkrankungen wie die nicht-alkoholische Fettleber (NAFL) (siehe die Tabelle auf S. 91). In diesem Zusammenhang sind aktuelle Studienergebnisse interessant, die belegen, dass eine derartig ungesunde Ernährung, die ja in aller Regel auch mit Übergewicht gepaart ist, bei Jugendlichen ganze Hirnregionen (so etwa den Hippocampus) schrumpfen lässt und die kognitive Leistungsfähigkeit beeinträchtigt. Infolge der sehr energiedichten, aber nährstoffarmen Ernährung liegt ein Großteil der Jugendlichen mit der täglichen Gesamtenergieaufnahme über den Empfehlungen für eine altersgemäß optimierte Mischkost des Forschungsinstituts für Kinderernährung (FKE) in Dortmund, das beispielsweise für 13- bis 14-jährige Mädchen bei durchschnittlicher körperlicher Aktivität von einem Energiebedarf von 2.200 Kilokalorien pro Tag und bei Jungen dieses Alters von 2.700 Kilokalorien pro Tag ausgeht. Der reichliche Verzehr von Gemüse und Obst beinhaltet auch die reichliche Zufuhr von Vitaminen (zum Beispiel Vitamin C, Folsäure), Mineralstoffen (zum Beispiel Kalzium, Kalium), sekundären Pflanzenstoffen (zum Beispiel Carotinoide) und Ballaststoffen. Es ist daher nicht verwunderlich, dass der Anteil der übergewichtigen Kinder in unserem Land stetig weiter ansteigt und dass ein Großteil der Kinder aufgrund einer falschen Ernährung nicht ausreichend mit Vitamin D sowie essenziellen Omega-3-Fettsäuren aus maritimen Quellen (wie Eicosapentaensäure, Docosahexaensäure), Magnesium, Zink und anderen Mikronährstoffen versorgt wird.

Vitamin D und ADHS

2013 dokumentierte der kalifornische Epidemiologe und Vitamin-D-Forscher Dr. William Grant zum ersten Mal die Beziehung zwischen ADHS und der Sonnenlichtexposition. Bezogen auf die USA beschreibt er einen ganz klaren Zusammenhang zwischen den niedrigen Raten von ADHS im Südwesten (wie in Los Angeles/Breitengrad: 37°), wo die UV-B-Lichtexposition groß ist, das heißt, wo die Kinder reichlich UV-B-Licht „tanken" können, gegenüber den hohen Raten von ADHS im Südosten der USA (wie in Atlanta/Breitengrad: 33°), wo die UV-B-Lichtexposition gering ist, die Kinder also weit weniger Sonne abbekommen. Dabei hat die UV-B-Licht-bedingte Vitamin-D-Synthese wahrscheinlich nicht nur Einfluss auf das Risiko für ADHS, sondern auch für andere neuropsychiatrische Erkrankungen wie etwa Autismus. Türkischen Wissenschaftlern gelang in einer Studie der Nachweis, dass Kinder mit ADHS im Durchschnitt signifikant verringerte 25(OH)D-Spiegel hatten [52,3 Nanomol pro Liter (20,9 Nanogramm pro Milliliter)] im Vergleich zu der gesunden Kontrollgruppe mit 87,3 Nanomol pro Liter (34,9 Nanogramm pro Milliliter). Die Ergebnisse von Studien aus Spanien und Australien erbrachten darüber hinaus einen klaren Zusammenhang zwischen dem 25(OH)D-Status der Mutter während ihrer Schwangerschaft und dem Risiko des Kindes, später an ADHS zu erkranken.

Nach den Ergebnissen der Nationalen Verzehrsstudie II kommen mehr als 90 Prozent der weiblichen und 80 Prozent der männlichen Jugendlichen im Alter von 14 bis 18 Jahren über ihre Ernährung nicht auf die Menge an Vitamin D, die der Empfehlung des Forschungsinstituts für Kinderernährung (FKE) für die tägliche Aufnahme entspricht. Laut einer aktuellen europäischen Studie, die den 25(OH)D-Status von 1.006 europäischen Jugendlichen im Alter von 12,5 bis 17,5 Jahren erfasst, haben 39 Prozent der Jugendlichen einen insuffizienten Vitamin-D-Status [25(OH)D: 21 bis 29 Nanogramm pro Milliliter], 27 Prozent leiden unter einem Vitamin-D-Mangel und 15 Prozent unter einem gravierenden Vitamin-D-Mangel. Nur 19 Prozent der in dieser Studie untersuchten Jugendlichen weisen einen ausreichenden Vitamin-D-Status auf.

In allen Lebensphasen – vor allem schon in der Schwangerschaft, in der Kindheit und in der Adoleszenz – ist ein gesunder Vitamin-D-Status [25(OH)D: 40 bis 60 Nanogramm pro Milliliter beziehungsweise 100 bis 150 Nanomol pro Liter] von grundlegender Bedeutung für die Entwicklung des Gehirns und der Intelligenz. Darüber hinaus konnte gezeigt werden, dass genetische Störungen des Vitamin-D-Rezeptors im Gehirn mit dem Abbau kognitiver Fähigkeiten und dem Risiko für neurodegenerative Erkrankungen (zum Beispiel. ADHS, Demenz) in Verbindung stehen.

WIE HILFT VITAMIN D BEI ADHS?

In seiner hormonaktiven Form 1,25$(OH)_2$D beeinflusst Vitamin D über seine Bindung an Vitamin-D-Rezeptoren direkt mit, in welchen Mengen der Neurotransmitter Dopamin zur Verfügung steht, das heißt, wie viel davon gebildet und umgesetzt wird.

1,25$(OH)_2$D steigert die Aktivität der Tyrosinhydroxylase, des Schlüsselenzyms für die Biosynthese von Dopamin (wie übrigens auch des Schilddrüsenhormons Thyroxin).

1,25$(OH)_2$D erhöht auch die Aktivität der Tryptophanhydroxylase, des Schlüsselenzyms für die Synthese von Serotonin.

Vitamin D steuert die für die Dopaminsynthese verantwortliche Gene.

Vitamin D sorgt für das Überleben Dopamin-abhängiger Nervenzellen.

1,25$(OH)_2$D reguliert für die Steuerung des Dopaminhaushalts wichtige Gene (wie etwa das Dopamin-Transporter-Gen).

Eine Unterversorgung mit Vitamin D begünstigt Störungen im Dopaminhaushalt, beispielsweise die Wirkung des „Dopaminkillers“ Catechol-O-Methyltransferase (COMT). Dieses Enzym hängt dem Dopamin (wie auch den anderen sogenannten Katecholaminen und verschiedenen Arzneistoffen) eine O-Methylgruppe an, deaktiviert es dadurch und sorgt so für seinen Abbau.

Vitamin D verbessert die Aufnahme und die Verwertung von Eisen.

Der Vitamin-D-Rezeptor (VDR) wird in verschiedenen Teilen des Gehirns ausgebildet. Dazu zählen: basales Vorderhirn, Caudate und Putamen, Cerebellum, Corpus geniculatum laterale, Gyrus cinguli, Hypothalamus, präfrontaler Kortex, Substantia nigra und Thalamus. Das Enzym 25(OH)D-1α-OHase, das für die Umwandlung von 25(OH)D in seine hormonaktive Form $1{,}25(OH)_2D$ verantwortlich ist, konnte in vielen Regionen des Gehirns (so etwa im Hippocampus) zusammen mit dem VDR nachgewiesen werden.

Vitamin D in seiner hormonaktiven Form $1{,}25(OH)_2D$ wirkt im Gehirn als Neurosteroid (im Nervenzentrum gebildetes neuroaktives Steroid) über die Wechselwirkung mit Vitamin-D-Rezeptoren (VDR) bei der Regulierung des Nervenzellwachstums. Dabei steuert es unter anderem die Produktion von neurotrophen Faktoren wie dem Nervenwachstumsfaktor BDNF (*Brain-derived Neurotrophic Factor*). Neurotrophe Faktoren – nervenernährende Faktoren – sind Schlüsselproteine, die bei der embryonalen und adulten Entwicklung der Nervenzellen im Gehirn eine zentrale Rolle spielen. Neurotrophe Faktoren kontrollieren dabei das Wachstum, die Differenzierung und das Überleben von Nervenzellen und sind an der Signalübertragung und dem Kommunikationsaustausch im Netzwerk der Nervenzellen beteiligt. Ohne diese Moleküle sind weder Lern- noch Reparaturvorgänge möglich. Da es neuronale Entzündungsreaktionen und oxidative Prozesse hemmt, entfaltet $1{,}25(OH)_2D$ zudem eine echte Schutzwirkung für Nervenzellen.

Laut den Ergebnissen der ersten randomisierten und placebokontrollierten Doppelblindstudie an Kindern mit

ADHS, die mit Methylphenidat behandelt wurden, führt die tägliche Einnahme von Vitamin D (zum Beispiel 2.000 I. E. VD/d) gegenüber einem Placebo nicht nur zu einer deutlichen Verbesserung des 25(OH)D-Status, sondern verringert auch die ADHS-Symptome deutlich. Es ist also davon auszugehen, dass vor allem Säuglinge und Kinder mit einem Vitamin-D-Mangel [25(OH)D weniger als 20 Nanogramm pro Milliliter] bei ihrer geistigen und körperlichen Entwicklung von einer gezielten ergänzenden Vitamin-D-Gabe profitieren können.

Empfehlung: Die Ergebnisse zahlreicher Studien rechtfertigen in jedem Fall die Empfehlung, den 25(OH)D-Status bei Kindern und Jugendlichen durch einen gesunden Umgang mit der Sonnenlichtexposition, den Verzehr Vitamin-D-haltiger Lebensmittel und die ergänzende Gabe von Vitamin-D-Präparaten zu verbessern. Grundsätzlich sollte bei Kindern und Heranwachsenden gerade auch im Hinblick auf eine gesunde Entwicklung ihres Immunsystems, des Stoffwechsels und des Nervensystems auf eine gute Versorgung mit Vitamin D geachtet werden. Für Menschen aller Altersstufen ist ein gesunder 25(OH)D-Status bei einem 25(OH)D-Spiegel von 40 bis 60 Nanogramm pro Milliliter beziehungsweise 100 bis 150 Nanomol pro Liter gegeben. Da eine ausreichende Versorgung mit Cholecalciferol über die Ernährung nicht möglich ist und Vitamin D in Deutschland nur während der Sommermonate mithilfe des Sonnenlichts gebildet werden kann, sollten Kinder und Jugendliche täglich etwa 40 bis 60 I. E. Vitamin D pro Kilogramm Körpergewicht in Form Vitamin-D-haltiger Nahrungsergänzungsmittel zu sich nehmen.

ALZHEIMER-ERKRANKUNG

Die Demenz vom Alzheimer-Typus ist eine hirnorganische Krankheit und gekennzeichnet durch den langsam fortschreitenden Untergang von Nervenzellen und Nervenzellkontaktstellen (Synapsen). Im Gehirn von Alzheimer-Kranken sind die dafür typischen Eiweißablagerungen, sogenannte Beta-Amyloid-Plaques, festzustellen. Die Alzheimerkrankheit kann Menschen auch schon vor dem 50. Lebensjahr heimsuchen, ihre Häufigkeit steigt aber erst mit zunehmendem Lebensalter steil an. 15 Prozent aller 65-Jährigen leiden bereits in irgendeiner Form an einer Demenz, bei den 85-Jährigen ist es sogar jeder Dritte. Dabei ist die 1901 erstmals von dem Neurologen Alois Alzheimer beschriebene Alzheimerkrankheit mit Abstand die am häufigsten auftretende Demenzform.

Die Zahl der Betroffenen allein in Deutschland wird derzeit auf über 1.300.000 geschätzt, Prognosen zufolge sollen es bis zum Jahr 2050 doppelt so viele sein. Charakteristika der Alzheimerkrankheit sind fortschreitende Gedächtnis- und Orientierungsstörungen sowie Störungen des Denk- und Urteilsvermögens. Diese Störungen erschweren den Betroffenen die Bewältigung ihres normalen Alltagslebens immer gründlicher, bis sie sich irgendwann überhaupt nicht mehr selbst versorgen können, weil sie von einem Moment zum anderen alles „vergessen" und gar nicht mehr wissen, wo sie sich befinden und was sie tun sollten – also völlig hilflos sind. Morbus Alzheimer ist daher eine häufige Ursache für die Rund-um-die-Uhr-Pflegebedürftigkeit alter Menschen.

Eine Vielzahl von Studien gibt Hinweise darauf, dass ein Vitamin-D-Mangel die kognitive Leistungsfähigkeit beeinträchtigt und das Risiko für Morbus Alzheimer und Morbus Parkinson erhöht. Vitamin-D-Rezeptoren sitzen bewiesenermaßen in zahlreichen Regionen des Gehirns, wie etwa im Hippocampus und Kleinhirn. Auch die zur Bildung von $1{,}25(OH)_2D$ an Ort und Stelle benötigten Enzyme konnten in den Nervenzellen des Gehirns nachgewiesen werden.

In einer aktuellen europaweit an älteren Männern durchgeführten Studie wurde der Zusammenhang zwischen ihrem Vitamin-D-Status und ihren kognitiven Fähigkeiten untersucht. Ergebnis: Je niedriger die Vitamin-D-Blutspiegel der Teilnehmer lagen, desto eher wiesen sie kognitive Beeinträchtigungen auf. Forscher mehrerer europäischer Universitäten bestimmten die 25(OH)D-Spiegel von 3.369 Männern im Alter zwischen 40 und 79 Jahren und stellten diese in Relation zu den Ergebnissen aus einer Reihe kognitiver Tests, anhand derer Aufmerksamkeit, Merkfähigkeit und Verarbeitungsgeschwindigkeit der Teilnehmer ermittelt worden waren. Dabei schnitt die kognitive Leistungsfähigkeit eines Mannes mit gutem 25(OH)D-Status gegenüber der eines Altersgenossen mit Vitamin-D-Mangel eindeutig besser ab.

Eine weitere Untersuchung an 1.766 Senioren im Alter von 65 Jahren oder darüber ergab, dass die kognitive Leistungsfähigkeit mit einem höheren 25(OH)D-Status signifikant anstieg. Personen mit einem 25(OH)D-Wert von 3,2 bis 12 Nanogramm pro Milliliter trugen im Vergleich zu Personen mit einem 25(OH)D-Status von 26,4 bis 68 Nanogramm pro Milliliter ein doppelt so hohes Risiko, Störungen ihrer Gedächtnis- und Merkfähigkeit auszubilden.

Der Entwicklungsgrad des Kleinhirns und des Hippocampus, also jener Gehirnregionen, die für das Gedächtnis zuständig sind, ist von Vitamin D abhängig. Der Hippocampus spielt eine wichtige Rolle bei der Bildung des Langzeitgedächtnisses. Dieser Teil des Gehirns wird als eines der ersten Areale von der Alzheimerkrankheit befallen. Bei Morbus Alzheimer kommt es bei den Betroffenen neben einer Atrophie (Schwund) der Hirnrinde auch früh zu einer Atrophie des Hippocampus, die vor allem für die Gedächtnis- und Merkfähigkeitsstörungen verantwortlich ist. In experimentellen Untersuchungen konnte die Gabe von $1{,}25(OH)_2D$ die bei Alzheimer im Hippocampus ablaufenden von Kalzium vermittelten Alterungsprozesse reduzieren. In einer weiteren Studie untersuchten Wissenschaftler den Einfluss von $1{,}25(OH)_2D$ und Curcumin auf die Bildung der für Alzheimer typischen Beta-Amyloid-Plaques. Die Entstehung dieser Eiweißablagerungen geht mit einem verstärkten Absterben von Hirnzellen und dem Verlust kognitiver Fähigkeiten einher. Die Wissenschaftler konnten im Experiment zeigen, dass die hormonaktive Form des Sonnenvitamins $1{,}25(OH)_2D$ den Abbau von Beta-Amyloid durch die Fresszellen des Immunsystems im Gehirn deutlich vorantreibt. Curcumin unterstützt diesen Effekt. $1{,}25(OH)_2D$ schützt die Nervenzellen zusätzlich vor dem programmierten Zelltod (Apoptose). Darüber hinaus steuert Vitamin D mit einiger Sicherheit auch Entzündungsprozesse und Prozesse der Eiweißverzuckerung, die beide bei der Entstehung von Alzheimer („Honig im Kopf") eine Rolle spielen, entgegen. Ein weiterer hirnschützender Effekt des Sonnenhormons dürfte in der Senkung der Parathormonspiegel bestehen. Erhöhte

Parathormonwerte scheinen nicht nur die Entwicklung von Herz-Kreislauf-Erkrankungen und Gefäßkomplikationen, sondern auch die von Alzheimer-Demenz zu begünstigen. Andere hochinteressante Untersuchungen zeigen, dass die Beta-Amyloid-Ablagerungen den Tod der Nervenzellen unter anderem durch eine Hemmung der Vitamin-D-Rezeptoren im Gehirn verstärkt herbeiführen.

WIE HILFT VITAMIN D BEI ALZHEIMER?

Das antientzündliche und die Nerven schützend wirkende Sonnenhormon wirkt den krankheitsfördernden Prozessen bei Morbus Alzheimer entgegen. Der Ausgleich des Vitamin-D-Mangels wirkt sich zudem günstig auf die kognitive Leistungsfähigkeit sowie die allgemeine physische und psychische Lebensqualität aus. Die Wirksamkeit von Antidementiva kann durch Vitamin D unterstützt werden.

Vor dem Hintergrund, dass die Fähigkeit zur Vitamin-D-Synthese aufgrund der im Alter dünner werdenden Haut nachlässt (um bis zu 75 Prozent) und sich ältere Menschen weniger im Freien aufhalten, sollte der 25(OH)D-Status, insbesondere bei Risikogruppen wie Senioren und pflegebedürftigen Personen, ein- bis zweimal im Jahr kontrolliert und durch Vitamin-D-Präparate entsprechend ausgeglichen werden, denn Menschen können im Hinblick auf ihre Hirngesundheit in jeder Lebensphase von einem gesunden 25(OH)D-Status nur profitieren!

ARTERIOSKLEROSE UND KORONARE HERZKRANKHEIT (KHK)

Herz-Kreislauf-Erkrankungen sind in Deutschland nach wie vor die Todesursache Nummer eins. Laut dem Statistischen Bundesamt rührt fast jeder zweite Todesfall von einer Erkrankung des Herzens oder der Gefäße her. Umso dringender müssen wir also auf die Gesundheit unserer Blutgefäße achten! Ob Bluthochdruck, koronare Herzkrankheit oder Durchblutungsstörungen – die treibende Kraft dahinter ist die Gefäßverkalkung.

Eine unzureichende Versorgung mit Vitamin D [25(OH)D weniger als 30 Nanogramm pro Milliliter] steigert für die Betroffenen das Risiko einer Erkrankung des Herz-Kreislauf- oder Gefäßsystems und die damit verbundene Sterblichkeit signifikant. Die Bedeutung des Sonnenhormons für das Herz-Kreislauf-System wird dadurch noch hervorgehoben, dass die Zellen der glatten Gefäßmuskulatur und des Gefäßendothels (der inneren „Auskleidung" der Blutgefäße) Vitamin-D-Rezeptoren (VDR) besitzen und selber aus der Speicherform 25(OH)D das eigentliche stoffwechselaktive $1,25(OH)_2D$ bilden können. Von Forschern genetisch veränderte Mäuse, deren VDR ausgeschaltet wurden, entwickeln Gesundheitsprobleme wie Bluthochdruck, Herzinsuffizienz und Störungen der Blutgerinnung.

Im Rahmen der LURIC-Studie (Ludwigshafen Risk and Cardiovascular Health Study) wurden 3.258 Personen mit einem Durchschnittsalter von 62 Jahren erfasst, die sich einer speziellen Untersuchung, der radiologischen Darstellung ihrer Herzkranzgefäße (Koronarangiografie), unterzogen hatten. Bei dieser Untersuchung stellte sich heraus, dass 67 Prozent der Teilnehmer an einer schweren koronaren Herzerkrankung mit weit fortgeschrittenen Verengungen der Herzkranzarterien litten. Die Nachbeobachtungszeit betrug im Mittel acht Jahre. Während dieser Zeit starben insgesamt 737 Teilnehmer (22,6 Prozent), 463 davon an einer Herz-Kreislauf-Erkrankung. Studienteilnehmer, die zum Zeitpunkt der Koronarangiografie einen durchschnittlichen 25(OH)D-Spiegel von 7,6 Nanogramm pro Milliliter oder 13,3 Nanogramm pro Milliliter aufgewiesen hatten, trugen im Vergleich zu Personen mit einem 25(OH)D-Spiegel von durchschnittlich 28,4 Nanogramm pro Milliliter ein um 82 Prozent beziehungsweise 122 Prozent höheres Risiko, an einer Herz-Kreislauf-Erkrankung zu sterben. Eine weitere Auswertung dieser Studie zeigt, dass ein Vitamin-D-Mangel [25(OH)D: weniger als 20 Nanogramm pro Milliliter] die kardiovaskuläre (das Herz und das Gefäßsystem betreffende) Sterblichkeit infolge von Herzmuskelschwäche beziehungsweise Herzversagen und plötzlichem Herztod 2,8- beziehungsweise fünffach erhöht.

In einer aktuellen Metaanalyse wurden die 25(OH)D- Spiegel von über 180.000 Patienten ausgewertet. Die Ergebnisse bestätigen erneut, dass sich die Höhe des Vitamin-D-Status [25(OH)D in Nanogramm pro Milliliter] umgekehrt proportional zur Häufigkeit von Herz-Kreislauf- oder Erkrankungen des Gefäßsystems in der Bevölkerung und zur Sterblichkeitsrate infolge solcher Erkrankungen verhält. Eine Steigerung des 25(OH)D-Status um 10 Nanogramm pro Milliliter reduzierte das Risiko für kardiovaskuläre Ereignisse (wie etwa einen Schlaganfall) signifikant um 10 Prozent und das Risiko, an einer Herz-Kreislauf- oder Erkrankung des Gefäßsystems zu sterben, um 12 Prozent.

Die seit Langem bekannte Fähigkeit von Vitamin D, das Parathormon (PTH) zu hemmen, muss heute in einem neuen Licht betrachtet werden, nachdem PTH in den letzten Jahren immer eindeutiger als ein wichtiger Risikofaktor für Herz-Kreislauf-Erkrankungen wie Bluthochdruck oder Herzinsuffizienz identifiziert wurde. Bei unzureichender Versorgung mit Vitamin D schüttet die Nebenschilddrüse vermehrt Parathormon aus, man spricht dann auch von einem „sekundären Hyperparathyreoidismus". Das Parathormon kann das Herz-Kreislauf-System auf vielfältige Weise schädigen. Als natürlicher Gegenspieler (Antagonist) des Parathormon wirkt Vitamin D diesen gefäßschädigenden Prozessen entgegen. Mittlerweile sind weitere biochemische Veränderungen bekannt, die bei einem Vitamin-D-Mangel zur Entstehung der Gefäßverkalkung und Entwicklung von Herz-Kreislauf-Erkrankungen beitragen. Darunter sind vor allem entzündungsfördernde Substanzen wie der Tumornekrosefaktor alpha (TNF-α) und das Interleukin 6 (IL-6). TNF-α und IL-6 schädigen die Gefäßauskleidung direkt und fördern in den Gefäßen die Bildung arteriosklerotischer (gefäßverengender) Ablagerungen, die Wegbereiter für einen Herzinfarkt oder Schlaganfall sind. Bei Patienten mit Herzinsuffizienz sind erhöhte Blutspiegel von TNF-α und IL-6 mit einer erhöhten Sterblichkeit verbunden. Ein Mangel an Vitamin D beeinträchtigt zudem die Synthese gefäßschützender Botenstoffe wie Interleukin 10. Letzteres ist ein Gegenspieler von TNF-α und hält diesen in Schach.

Homocystein ist ein Risikofaktor für Herz-Kreislauf-Erkrankungen und Gefäßkomplikationen. Die Blutgefäße werden durch erhöhte Homocysteinwerte (mehr als 9 Mikromol pro Liter) spröde, altern vorzeitig, und in der Folge erhöht sich der Blutdruck. Homocystein ist zudem ein eigenständiger Risikofaktor für Demenz, Schlaganfall, Osteoporose und die feuchte Makuladegeneration. In Herzmuskelzellen kann Homocystein den Energiehaushalt sowie den mitochondrialen Stoffwechsel beeinträchtigen und die oxidative Belastung erhöhen. Wie aktuelle Studien belegen, wirkt Vitamin D in seiner hormonaktiven Form $1{,}25(OH)_2D$ den schädigenden Effekten des Homocysteins entgegen und drosselt die Produktion entzündlicher Substanzen wie TNF-α. Darüber hinaus kann es die Bildung gefäßschützender Substanzen wie IL-10 fördern.

WIE HILFT VITAMIN D BEI ARTERIOSKLEROSE?

In seiner hormonaktiven Form $1{,}25(OH)_2D$ ist Vitamin D über die Bindung an Vitamin-D-Rezeptoren für die Integrität und Funktion des Endothels (Zellen zur „Innenauskleidung" der Blutgefäße) wichtig. $1{,}25(OH)_2D$ wirkt den herzmuskelzellschädigenden Wirkungen des Homocysteins (α-Aminosäure, Zwischenprodukt des Stoffwechsels) entgegen.

Vitamin D reduziert Entzündungsprozesse im Blutgefäßsystem, die wesentlich an der Entstehung der Arteriosklerose beteiligt sind.

Das Parathormon kann das Herz-Kreislauf-System auf

vielfältige Weise (siehe unten) beeinträchtigen. Als natürlicher Gegenspieler des Parathormons steuert Vitamin D diesen gefäßschädigenden Prozessen entgegen.
Die unter Cholesterinsenkern vom Statin-Typ (zum Beispiel Atorvastatin, Simvastatin) auftretenden Statin-bedingten Muskelbeschwerden (SAMS) können in 88 bis 95 Prozent der Fälle durch Vitamin D erfolgreich beseitigt beziehungsweise überhaupt verhindert werden.
Vitamin D reduziert die Belastung der Gefäße mit Proteinglykosilierungsprodukten (AGE), das heißt die durch das Anhängen von Zuckermolekülen an Eiweiße entstehende Belastung.
Nach aktuellen Studien senkt Vitamin D die blutdrucksteigernde Substanz Renin und die gefäßverengend wirkende Substanz Angiotensin II, wirkt der Arteriosklerose entgegen, verbessert bei Herzinsuffizienz die Herzmuskelleistung und verringert das Risiko für eine periphere arterielle Verschlusskrankheit (PAVK; darunter versteht man Verengungen oder Verschlüsse der Blutgefäße, die die Körpergliedmaßen versorgen, bekannt als „Durchblutungsstörungen").
Vitamin D unterstützt einen gesunden Fettstoffwechsel.

BLUTHOCHDRUCK

Bluthochdruck ist eine sehr ernst zu nehmende, garantiert lebensverkürzende Erkrankung. Die jüngste Studie des Robert Koch-Instituts in Berlin hat gezeigt, dass nahezu die Hälfte aller Deutschen an Bluthochdruck erkrankt ist.

Bluthochdruck steigert das Risiko für Schlaganfall, Demenz, Herzinfarkt, Nierenversagen und Herzinsuffizienz erheblich.

Von Bluthochdruck oder Hypertonie spricht man, wenn die Blutdruckwerte eines Menschen regelmäßig bei mehr als 140 mmHg systolisch (oberer Wert) und mehr alss 90 mmHg diastolisch (unterer Wert) liegen. Dabei steht „mmHg“ für Millimeter auf der Quecksilbersäule des Messgeräts, eine physikalische Druckangabe in der medizinischen Diagnostik. In den Leitlinien der Deutschen Hochdruckliga werden die Zielblutdruckwerte mit weniger als 140 mmHg systolisch und weniger als 90 mmHg diastolisch angegeben. Für Hochrisikopatienten mit Begleiterkrankungen wie Diabetes mellitus oder Nierenerkrankungen werden noch niedrigere Zielwerte von weniger als 130 mmHg beziehungsweise weniger als 80 mmHg diskutiert. Zur medikamentösen Therapie des Bluthochdrucks steht heute, der Komplexität der Blutdruckregulation entsprechend, eine große Zahl von Arzneistoffen mit vielfältigen Ansatzpunkten zur Verfügung. Zu den eingesetzten Medikamenten zählen vor allem Diuretika, Betablocker, ACE-Hemmer, Sartane (Angiotensin-Rezeptor-Antagonisten) und Kalziumantagonisten.

Ein Vitamin-D-Mangel erhöht das Bluthochdruckrisiko erheblich. Diese Tatsache wird auch durch die Auswertung zweier großer amerikanischer Studien, der Health Professionals Follow-Up Study und der Nurses' Health Study unterstrichen. Hierbei hatten Männer mit einem ausgeprägten Vitamin-D-Mangel [25(OH)D weniger als 15 Nanogramm pro Milliliter] gegenüber Männern mit normalem Vitamin-D-Status [25(OH)D mindestens 30 Nanogramm pro

Milliliter] ein sechsfach erhöhtes Risiko, Bluthochdruck zu entwickeln. Bei Frauen mit einem 25(OH)D-Spiegel von weniger als 15 Nanogramm pro Milliliter war das Risiko für Bluthochdruck gegenüber Frauen mit einem 25(OH)D-Spiegel von mehr als 30 Nanogramm pro Milliliter 2,7-fach erhöht. In Metaanalysen führen Vitamin D_2 und Vitamin D_3 im Vergleich zu Placebo zu einer nicht signifikanten Senkung des systolischen Blutdrucks von minus 3,6 mmHg und zu einer signifikanten Senkung des diastolischen Blutdrucks von minus 3,1 mmHg.

WIE HILFT VITAMIN D BEI BLUTHOCHDRUCK?

Vitamin D in seiner aktiven Form 1,25(OH)$_2$D greift über die Wechselwirkung mit Vitamin-D-Rezeptoren in der Gefäßwand in die Blutdruckregulation ein.
1,25(OH)$_2$D senkt die übermäßige Kalziumaktivität in den Gefäßzellen und verbessert auf diese Weise die Elastizität der Gefäßwände.
Darüber hinaus verringert 1,25(OH)$_2$D die körpereigene Bildung des gefäßverengenden und blutdruckerhöhenden Hormons Renin.
Vitamin D senkt den systolischen und den diastolischen Blutdruck.
Vitamin D verringert auch den oxidativen Gefäßstress.
Vitamin D senkt erhöhte Parathormonspiegel und verbessert die Blutfließeigenschaften wie auch die Gefäßgesundheit.

Ein Vitamin-D-Mangel geht mit dem vermehrten Auftreten von kardiovaskulären Erkrankungen wie Bluthochdruck einher. Die Unterdrückung des für die Steuerung des Flüssigkeits- und Elektrolythaushalts zuständigen Renin-Angiotensin-Aldosteron-Systems (RAAS) durch 1,25(OH)$_2$D dürfte in diesem Zusammenhang eine wesentliche Rolle spielen, allerdings fehlten bisher Interventionsstudien, die diese Effekte belegen. Die Ergebnisse einer ersten Interventionsstudie an Patienten mit Bluthochdruck und Vitamin-D-Mangel (weniger als 20 Nanogramm pro Milliliter) heben jetzt die Bedeutung des Sonnenhormons für die Blutdruckregulation deutlich hervor: Im Vergleich zu einer Kontrollgruppe erhielten die Studienteilnehmer acht Wochen lang 50.000 I. E. Vitamin D pro Woche. Nach acht Wochen hatte sich der 25(OH)D-Status unter der Supplementierung bei allen Patienten normalisiert. Darüber hinaus konnte gezeigt werden, dass Vitamin D die Aktivität des Blutdruckhormons Renin im Blut signifikant herabmindert sowie die Renin- und Angiotensin-II-Spiegel im Blut senkt. Als Zeichen einer besseren Funktion des Endothels („Innenauskleidung" der Gefäße, bei einem intakten Endothel kommt es zu einem Kaliumaus- und zu einem Kalziumeinstrom → Stickstoffmonixidfreisetzung) wurde zusätzlich eine signifikante Verbesserung der durch einen erhöhten Blutfluss sowie die Bildung und Ausschüttung von Stickstoffmonoxid bewirkte Erweiterung der Blutgefäße („flussvermittelte Vasodilatation", FMD) beobachtet.

Bei vielen Stoffwechselprozessen (so etwa beim Insulinstoffwechsel) sowie in ihrer Wirkung auf die Endothelfunktion und die Gefäßreaktivität ergänzen sich Magnesium und Vitamin D. Auch wenn durch alleinige Gaben von Magnesium und Vitamin D eine Blutdrucknormalisierung bei Hypertonien vom Schweregrad II oder III nach WHO-Kriterien nicht zu erwarten ist, so könnte man doch sinnvollerweise durch die labordiagnostisch kontrollierte ergänzende Gabe von Vitamin D und Magnesium eine Verminderung der Dosierung anderer antihypertensiv (blutdrucksenkend) wirkender Substanzen (zum Beispiel Diuretika, ACE-Hemmer, Kalziumantagonisten) anstreben. Auf diese Weise ließen sich bei den Patienten bestimmt zahlreiche durch die Behandlung ihres Bluthochdrucks hervorgerufene Nebenwirkungen (zum Beispiel Störungen der Glukosetoleranz) vermindern.

CHRONISCH-ENTZÜNDLICHE DARMERKRANKUNGEN (CED)

Die wichtigsten Verlaufsformen chronisch-entzündlicher Darmerkrankungen, Morbus Crohn und Colitis ulcerosa, gehören zu den Erkrankungen, die in den letzten Jahrzehnten mit zunehmender Häufigkeit auftreten. In Deutschland wird die Zahl der Patienten mit Colitis ulcerosa auf 170.000 geschätzt, und an Morbus Crohn leiden in unserem Land bis zu 300.000 Menschen. Die Symptome dieser ungemein quälenden Krankheiten sind ständig wiederkehrende, unterschiedlich starke Bauchschmerzen und Durchfälle. Sie weisen auf einzelne Entzündungsherde hin, die Gewebeschichten im gesamten Verdauungsapparat, doch meistens im Dick- und Dünndarm, angreifen und zerstören können. Da die Entzündungen durch die Darmwand hindurchreichen, werden neben den oberflächlichen Schleimhautzellen auch die darunterliegenden Schichten in Mitleidenschaft gezogen. Folglich können große Partien der Darmwand entzündet sein, was Verwachsungen und Fistelbildungen mit vielerlei Komplikationen hervorrufen kann. Die Aufnahme essenzieller Mikronährstoffe (zum Beispiel Eisen, Folsäure, Vitamin B_{12}) und Prä-Prohormone (so etwa Vitamin A, Vitamin D) aus der Nahrung und ihre Verwertung werden dadurch gestört.

Nach Ansicht der Medizinexperten soll ein Barrieredefekt, eine Störung der Barrierefunktion der Darmschleimhaut, an der Entstehung von Morbus Crohn beteiligt sein. Die meisten Patienten sind zwischen 15 und 35 Jahre alt, wenn sich die Krankheit erstmals mit Bauchschmerzen und Durchfall bemerkbar macht. Doch es sind immer wieder auch Kinder und jüngere Jugendliche betroffen. Jeder entzündliche Krankheitsschub kann neue Schäden im Darm und seinen benachbarten Regionen anrichten. Da es keine direkte Heilung gibt, konzentriert sich die Therapie meist auf die Kontrolle der Entzündung, die Bekämpfung der Symptome sowie die Verlängerung der symptomfreien Zeiträume. Die Entzündung wird durch die Einwanderung von Immunzellen aus dem Blut in die Darmschleimhaut ausgelöst. Diese Immunzellen setzen dabei Entzündungsfaktoren wie TNF-α (Tumornekrosefaktor, siehe auch S. 104) frei. TNF-α zählt zu den stärksten Auslösern entzündlicher Reaktionen und ist an einer Vielzahl entzündlich geprägter Erkrankungen (zum Beispiel Rheuma, Diabetes) mitbeteiligt – er ist sozusagen die „Zündkerze“ in dem Entzündungsgeschehen. TNF-α steht am Anfang einer Kaskade von Zytokinen (Signalstoffen), die letztendlich zu einem Entzündungsgewitter führen und in der Zerstörung körpereigenen Gewebes münden. Das zu vermeiden, gelingt am besten mit Antikörpern, die gezielt in die Entzündungsreaktion eingreifen, indem sie den TNF-α binden und ausschalten. Um erhöhte TNF-α-Spiegel zu reduzieren, wird zur Behandlung schwerer Formen von Morbus Crohn und bei Morbus Crohn mit Fistelbildung seit einiger Zeit der TNF-α-Antagonist Infliximab erfolgreich eingesetzt.

Mehr als 90 Prozent der Patienten mit Morbus Crohn sind mit Vitamin D [25(OH)D von weniger als 30 Nanogramm pro Milliliter] unterversorgt. Wie kanadische Forscher herausgefunden haben, kann ein Mangel an Vitamin D zu Morbus Crohn beitragen. Konkret wirkt Vitamin D auf zwei Gene, die eine Rolle bei der Bekämpfung von Krankheitserregern im Darm spielen: Das Beta-Defensin-2-Gen ist wichtig für die Herstellung von Substanzen, die Mikroben bekämpfen, während das NOD_2-Gen das Immunsystem dazu anregt, Eindringlinge aufzuspüren. Ohne Vitamin D funktionieren diese Gene nicht richtig, weshalb Krankheitserreger nicht bekämpft werden. Dadurch kann sich im Darm eine Entzündung bilden, die zu einer Autoimmunreaktion des Körpers führt. Vitamin D in seiner hormonaktiven Form $1,25(OH)_2D$ hat zusätzlich die Aufgabe, diese Gene „anzuschalten", und kann so möglicherweise das Risiko für Morbus Crohn reduzieren. Die Resorptionskapazität für Vitamin D ist bei Morbus-Crohn-Patienten im Vergleich zu Gesunden deutlich verringert, wie eine aktuelle Untersuchung zeigt: Bei einer einmaligen Gabe von 50.000 I. E. Vitamin D war dessen Bioverfügbarkeit bei den Patienten mit Morbus Crohn um etwa 30 Prozent verringert.

WIE HILFT VITAMIN D BEI CHRONISCH-ENTZÜNDLICHEN DARMERKRANKUNGEN?

In einer Pilotstudie an Patienten mit Morbus Crohn bewirkte der Anstieg des 25(OH)D-Spiegels von 20 Nanogramm pro Milliliter auf über 40 Nanogramm pro Milliliter durch die tägliche Gabe von 1.000 bis 5.000 I. E. Vitamin D über einen Zeitraum von 24 Wochen bei den betreffenden Patienten eine wesentliche Abnahme der Entzündungsaktivität in der Darmschleimhaut. Auch die Lebensqualität derjenigen Patienten, die Vitamin D bekamen, verbesserte sich deutlich. In einer weiteren placebokontrollierten Doppelblindstudie an 108 Patienten mit Morbus Crohn führte die tägliche Gabe von 1.200 I. E. Vitamin D (im Vergleich zur Placebogruppe) zu einer Abnahme der Krankheitsrückfälle um 29 Prozent gegenüber 13 Prozent bei der Placebogruppe. Da ein Vitamin-D-Mangel bei Patienten mit chronisch-entzündlichen Darmerkrankungen sehr häufig auftritt, sollten Sie als Betroffener grundsätzlich ihren 25(OH)D-Status kontrollieren lassen und ihn gegebenenfalls entsprechend ausgleichen. Die Entzündung und ihre Behandlung mit Glucocorticoiden und monoklonalen Antikörpern können zusätzlich den Vitamin-D-Bedarf der betroffenen Patienten erhöhen und ihr Osteoporoserisiko steigern.

Vitamin D ist ein wichtiger Regulator der T-Helfer-Zellen (Th-Zellen) des Immunsystems. Nach Frau Prof. Margherita Cantorna von der Pennsylvania State Universität hemmt

$1{,}25(OH)_2D$ direkt Th17-Zellen sowie die Sekretion (Abgabe, Freisetzung) der Entzündungsbotenstoffe IL-17 und Interferon gamma (IFNγ) durch Th17-Zellen. Dadurch steigert es die Verfügbarkeit von Zytokin IL-10, das ist – zusammen mit TGF-α (einem Transforming Growth Factor) – eines der wichtigsten antientzündlichen Zytokine (Signalstoffe) und wichtig für die Entwicklung der Immuntoleranz. In Tierversuchen konnte mehrfach gezeigt werden, dass Vitamin D die Entzündungsaktivität im Darm vermindert. Ein Vitamin-D-Mangel begünstigt zudem – mindestens im Tierversuch – die Besiedlung des Darms mit pathogenen (krankheitserregenden) Darmbakterien, zum Beispiel Proteusbakterien. $1{,}25(OH)_2D$ regt im Darm die Bildung von sogenannten Defensinen an. Das sind darmeigene Antibiotika, die verhindern, dass Bakterien in die Darmschleimhaut eindringen und ihre Barrierefunktion zerstören.

DEPRESSIONEN

Wer in Regionen höherer Breitengrade lebt, kennt wahrscheinlich die kleinen Veränderungen, die als Folge der kürzer werdenden Tage auftreten. Das reduzierte Sonnenlicht – sowohl hinsichtlich der Intensität als auch der Dauer – steigert durch den Winterschlafimpuls den Appetit und verringert zugleich den Antrieb, was mit unspezifischen Symptomen wie Müdigkeit, Kopfschmerzen, Glieder- und Rückenschmerzen sowie Schlaflosigkeit einhergeht. Dunkelheit schlägt mit der Zeit aufs Gemüt. An kurzen, trüben Wintertagen, wenn das Stimmungsbarometer immer tiefer sinkt, fühlen wir uns oft schwunglos, müde und buchstäblich „niedergeschlagen“. Jeder vierte Deutsche kennt ein solches Wintertief, und bei manchen wächst es sich sogar zu einer behandlungsbedürftigen Depression aus.

Angstzustände, Antriebslosigkeit und Freudlosigkeit, gepaart mit einem geringen Selbstwertgefühl: Eine Depression kann viele Gesichter haben. Betroffene wissen oft selbst nicht, dass sie ernsthaft krank sind und professionelle Hilfe bräuchten. Wer an einer Depression erkrankt, leidet unter einer anhaltenden quälenden Mutlosigkeit, aus der er sich in der Regel nicht mehr selbst befreien kann. Jede Depression ist anders. Menschen mit Depressionen leiden nicht nur an ihrer Krankheit. Häufig haben sie auch mit dem Unverständnis ihres Umfelds zu kämpfen: in der eigenen Familie, seitens ihrer Kollegen oder im Freundeskreis.

Menschen, die mit wiederkehrenden depressiven Episoden zu kämpfen haben, haben im Schnitt einen kleineren Hippocampus als gesunde Personen. Neben seinen vielen anderen Wirkungsbereichen besitzt Vitamin D auch eine ausgesprochene Schutzfunktion für die Nervenzellen des Gehirns. Daher befinden sich vor allem in den Schlüsselbereichen des Gehirns – wie im Hippocampus – zahlreiche Vitamin-D-Rezeptoren, die zu dessen Gesunderhaltung beitragen. Im Hippocampus fließen Informationen aus verschiedenen sensorischen Systemen zusammen, die verarbeitet und von dort zum Kortex, in die Hirnrinde, zurückgesandt werden. Das macht den Hippocampus enorm wichtig für die Gedächtniskonsolidierung, das heißt für die Überführung von Gedächtnisinhalten aus dem Kurzzeitgedächtnis in das Langzeitgedächtnis, aber ebenso für die Stimmungslage.

WIE HILFT VITAMIN D BEI DEPRESSIONEN?

Das Sonnenhormon sorgt für eine gesunde Entwicklung des Gehirns und Nervensystems. Ein Vitamin-D-Mangel beeinträchtigt nicht nur die intellektuelle Leistung, sondern erhöht eben auch das Risiko für Demenz, Schizophrenie und Depressionen. Das Sonnenhormon beeinflusst die Stimmungslage und unseren Schlaf-wach-Rhythmus. Depressionen sind mit einem Ungleichgewicht zwischen den erregenden und hemmenden Aktivitäten der Nervenzellen verbunden. Dabei kann die Empfindlichkeit der Nervenzellen für erregend wirkende Substanzen wie Glutamat erhöht sein, und in der Folge steigt der Kalziumstress. Vitamin D wirkt dem erhöhten Kalziumstress in den Nervenzellen entgegen. Auch die Verfügbarkeit des Glücksbotenstoffs Serotonin im Gehirn wird durch Vitamin D gesteigert (siehe auch S. 27) – damit sorgt das Sonnenhormon für eine sonnige Stimmungslage. Mit der aufgehenden Sonne wird jeden Tag das Pendel unserer inneren Lebensuhr durch das Sonnenvitamin neu angestoßen.

Wer unter Depressionen – vor allem saisonal bedingten – leidet, sollte in jedem Fall seinen 25(OH)D-Status vom Arzt kontrollieren lassen und ihn gegebenenfalls durch entsprechende ergänzende Gabe von Vitamin D ausgleichen.

DIABETES TYP 1 UND TYP 2

In den vergangenen Jahrzehnten hat sich der Diabetes mellitus zu einer bedrohlichen Epidemie entwickelt. Zählte die Weltgesundheitsorganisation WHO 1994 weltweit nur rund 110 Millionen zuckerkranke Menschen, so sind es heute schon über 300 Millionen, und in 20 Jahren dürfte die Zahl bei etwa 500 Millionen liegen. In Europa ist Deutschland nach den neuesten Zahlen der Internationalen Diabetes Federation das Land mit der größten Diabeteshäufigkeit. Nach Angaben des Deutschen Gesundheitsberichtes Diabetes 2014 müssen wir davon ausgehen, dass in unserem Land mittlerweile an die 10 Millionen Menschen von Diabetes mellitus betroffen sind. Tendenz: weiter steil steigend. Mehr als 20 Prozent der Ausgaben der gesetzlichen Krankenversicherungen gehen in unserem Land mittlerweile auf das Konto der Behandlung des Diabetes und seiner Folgeerkrankungen. Die Behandlungskosten betragen mittlerweile pro Patient und Jahr über 2.000 Euro!

Diabetes mellitus ist eine Stoffwechselerkrankung, die in erster Linie den Zuckerstoffwechsel betrifft und entweder auf einem absoluten (Typ-1-Diabetes) oder einem relativen Insulinmangel (Typ-2-Diabetes) herrührt. Weniger als 10 Prozent der Diabetiker leiden an einem Typ-1-Diabetes, dessen Kennzeichen die autoimmune Zerstörung der insulinproduzierenden Zellen der Bauchspeicheldrüse ist. Über 90 Prozent der Diabetiker sind am Typ-2-Diabetes erkrankt. Die früher gebräuchliche, diesen Diabetes-Typ jedoch verharmlosende Bezeichnung „Altersdiabetes“ ist inzwischen obsolet, da mittlerweile immer häufiger jüngere Menschen

Abbildung 5

Vitamin D: Rationalen in der Diabetologie

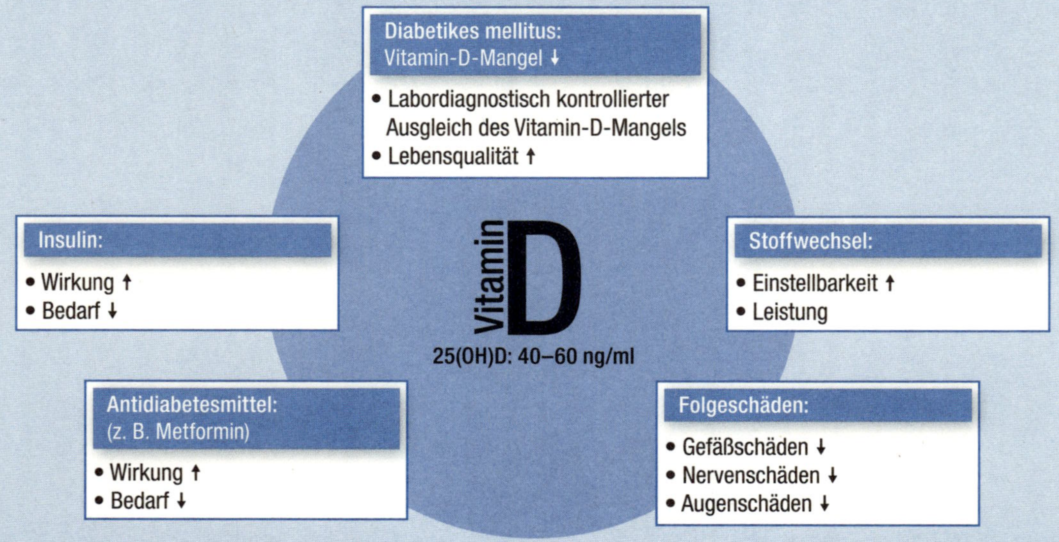

Diabetikes mellitus:
Vitamin-D-Mangel ↓

- Labordiagnostisch kontrollierter Ausgleich des Vitamin-D-Mangels
- Lebensqualität ↑

Insulin:

- Wirkung ↑
- Bedarf ↓

Vitamin D

25(OH)D: 40–60 ng/ml

Stoffwechsel:

- Einstellbarkeit ↑
- Leistung

Antidiabetesmittel:
(z. B. Metformin)

- Wirkung ↑
- Bedarf ↓

Folgeschäden:

- Gefäßschäden ↓
- Nervenschäden ↓
- Augenschäden ↓

daran erkranken. Treffender wäre die Bezeichnung „Wohlstandsdiabetes“. Beim Typ-2-Diabetes produziert die Bauchspeicheldrüse zwar noch Insulin, es wirkt aber an seinem Zielort, den Zellmembranen, nicht mehr richtig. Dieses Phänomen wird fachsprachlich als „Insulinresistenz“ bezeichnet. Ein treibender Faktor für die Insulinresistenz ist die sogenannte nicht-alkolholische Fettleber (NAFL). Für die geradezu explosionsartige Verbreitung des Typ-2-Diabetes sind vor allem drei Risikofaktoren verantwortlich: eine in jedem Fall zu kohlenhydratreiche und/oder auf verarbeiteten Lebensmitteln, Fertiggerichten beziehungsweise Fast Food basierende Ernährung und Bewegungsmangel sowie das von beidem verursachte Übergewicht.

Vitamin D und Typ-1-Diabetes

Wissenschaftler konnten in verschiedenen tierexperimentellen Studien eine Schutzwirkung von Vitamin D auf die Zellen der Bauchspeicheldrüse beobachten. Dies ist vor allem mit der immunmodulierenden und antientzündlichen Wirkung des Sonnenhormons zu erklären. Es verringert die Häufigkeit des Auftretens eines Typ-1-Diabetes, bei dem die körpereigene Immunabwehr die Zellen der Bauchspeicheldrüse attackiert. In seiner hormonaktiven Form $1,25(OH)_2D$ wirkt Vitamin D der Produktion entzündungsfördernder Substanzen wie TNF-α entgegen, die an der Zerstörung der insulinproduzierenden B-Zellen in der Bauchspeicheldrüse beteiligt sind. Die Ergebnisse einer Metaanalyse einer Studie mit Säuglingen bestätigen die Schutzwirkung von Vitamin D vor Diabetes mellitus Typ 1: Die Babys, die ein Vitamin-D-Präparat erhielten, hatten im Vergleich zu den anderen Säuglingen, die kein Vitamin D bekamen, ein um 29 Prozent verringertes Risiko für Typ-1-Diabetes. Darüber hinaus gibt es erste Hinweise auf einen Dosis-Wirkungseffekt, das bedeutet, mit höheren Vitamin-D-Gaben sollte das Risiko für Typ-1-Diabetes abnehmen. Und auch der Zeitpunkt der Supplementierung von Vitamin D scheint eine Rolle zu spielen: Zur Vorbeugung gegen einen Typ-1-Diabetes ist die Vitamin-D-Gabe in der Frühphase der kindlichen Entwicklung, also in der Schwangerschaft der Mutter, und im Säuglingsalter besonders wichtig.

Eine aktuelle Metaanalyse von elf Studien mit 1.900 Probanden (Kinder/Erwachsene) und 13 Studien mit 3.494 Probanden (Erwachsene) aus dem Jahr 2015 belegt, dass Kinder mit Typ-1-Diabetes im Vergleich zu gesunden Kindern bei Kontrollen im Durchschnitt einen um 5,69 Nanogramm pro Milliliter (ungefähr 14,2 Nanomol pro Liter) niedrigeren

VITAMIN D UND TYP-1-DIABETES

In einer Studie mit 12.058 Kindern aus Finnland, wo der Typ-1-Diabetes weltweit am häufigsten in Erscheinung tritt, hatten diejenigen Kinder, die im ersten Lebensjahr täglich 2.000 I. E. Vitamin D bekommen hatten, nach 30 Jahren gegenüber denjenigen, die kein Vitamin D bekommen hatten, ein um 78 Prozent geringeres Risiko für Typ-1-Diabetes. Bei den Kindern, die unter einer deutlichen Mangelversorgung litten oder sogar schon Symptome einer Rachitis aufwiesen, war das Risiko für einen Typ-1-Diabetes sogar dreifach erhöht.

25(OH)D-Spiegel haben. Ein niedriger 25(OH)D-Spiegel begünstigt Entzündungsprozesse in den B-Zellen der Bauchspeicheldrüse (Pankreas) und verschlechtert nachgewiesenermaßen die Insulinsensitivität.

In einer aktuellen Studie der italienischen Universität in Turin an 141 Typ-1-Diabetikern im Alter von 13,3 plus minus 4,3 Jahren führte die ergänzende Gabe von 1.000 I. E. Vitamin D pro Tag über 18 Monate hinweg zu einer signifikanten Verbesserung der metabolischen Kontrolle („Einstellung" des Patienten) und Insulinsensitivität der Kinder und Jugendlichen sowie zu einer signifikanten Verringerung ihrer HbA1c-Werte und ihres Insulinbedarfs. Kinder mit Typ-1-Diabetes leiden häufig unter einer unzureichenden Versorgung mit Vitamin D [25(OH)D weniger als 30 Nanogramm pro Milliliter] mit einem negativen Einfluss auf die metabolische Kontrolle und Glukoseverwertung.

Die Supplementierung von Vitamin D verbessert die glykämische Kontrolle (Kontrolle des Blutzuckerspiegels durch die entsprechende Behandlung des Diabetes mellitus) und sollte als ergänzende Therapie in jedem Fall bei Typ-1- und Typ-2-Diabetikern eingesetzt werden.

Vitamin D und Typ-2-Diabetes

Die natürliche Bildung und Verwertung des Insulins ist maßgeblich von Vitamin D abhängig. Ein Mangel an Vitamin D sorgt nicht nur dafür, dass unsere Körperzellen weniger empfindlich werden gegenüber Insulin (Insulinresistenz), vielmehr wächst auch das Risiko für erhöhte Blutfette (zum Beispiel Triglyceride), für Gefäßschäden und Übergewicht deutlich. Vitamin D senkt erhöhte Blutdruckwerte und Blutfettspiegel (zum Beispiel Triglyceride, Cholesterin) moderat und verbessert die Glukosetoleranz bei Typ-2-Diabetikern. Auch das gesteigerte Risiko für Herz-Kreislauf-Erkrankungen (zum Beispiel Herzinfarkt, Schlaganfall) wird durch Vitamin D vermindert. Zusätzlich hemmt Vitamin D die schädlichen Wirkungen der sogenannten *Advanced Glycation End-Products* (AGEs) auf die Gefäße. AGEs entstehen (vereinfacht ausgedrückt) als Reaktionsprodukt, wenn man Eiweiße mit Zuckern bei hohen Temperaturen kocht. Sie werden in der Lebensmittelindustrie als Geschmacksverstärker, Farbstoffe und zur Aufwertung des optischen Erscheinungsbilds verarbeiteter Nahrungsmittel verwendet. Werden sie in größeren Mengen aufgenommen (zum Beispiel mit gebratenen oder gegrillten Lebensmitteln), kann sie der Körper (vor allem bei älteren Menschen) allein nicht mehr „unschädlich" machen. AGEs gelten mittlerweile unter anderem als wichtiges Bindeglied, als „Vermittler" für das erhöhte kardiovaskuläre Erkrankungsrisiko bei Typ-2-Diabetes.

In einer Untersuchung an 14.000 Teilnehmern konnten finnische Wissenschaftler beobachten, dass Männer mit einem niedrigen Vitamin-D-Status häufiger an einem Typ-2-Diabetes erkranken als die „gut Versorgten", dabei stieg ihr Risiko – gegenüber den Männern mit Vitamin-D-Werten im Normbereich – um 72 Prozent. In einer Untersuchung des Robert Koch-Instituts in Berlin hatten Frauen mit niedrigem Vitamin-D-Status im Vergleich zu denjenigen mit normaler Vitamin-D-Versorgung viermal so häufig Typ-2-Diabetes. Eine Metaanalyse von Beobachtungsstudien an Erwachsenen erbrachte, dass das Risiko, an einem Typ-2-Diabetes zu erkranken, bei Menschen mit einer guten Vitamin-D-Versorgung gegenüber denen mit einem Vitamin-D-Mangel um 64 Prozent niedriger liegt. Die Häufigkeit für Typ-2 Diabetes ist nach den aktuellen Daten von GrassrootsHealth bei einem 25(OH)D-Spiegel von 41 Nanogramm pro Milliliter über 50 Prozent geringer als bei Personen mit einem Wert von 22 Nanogramm pro Milliliter – so in der bekannten NHANES-Studie dargelegt (siehe S. 84).

Zwei aktuelle Studien bestätigen erneut die verhängnisvolle Beziehung zwischen einem Vitamin-D-Mangel und Diabetes. Danach beschleunigt ein Vitamin-D-Mangel [25(OH)D geringer als 20 Nanogramm pro Milliliter] zum einen die Progression (fortschreitende Entwicklung) vom Prä-Diabetes zum manifesten Typ-2-Diabetes sehr stark. (Als „Prä-Diabetes", von lateinisch *prae* „vor", oder „Diabetes-Vorstadium" bezeichnet man eine Störung des Zuckerstoffwechsels, die noch nicht so ausgeprägt ist, dass bereits ein Diabetes mellitus vom Typ 2 vorliegt.) Zum anderen zeigte sich in einer weiteren Untersuchung, der sogenannten LURIC-Studie, an 1.801 Patienten mit metabolischem Syndrom, dass Menschen mit einem guten Vitamin-D-Status [25(OH)D-Spiegel von mindestens 30 Nanogramm pro Milliliter aufwärts] gegenüber solchen mit einem ausgeprägten Vitamin-D-Mangel [25(OH)D weniger als 10 Nanogramm pro Milliliter] mit einer Reduktion von 75 Prozent der Gesamtsterblichkeit und 66 Prozent der kardiovaskulären Sterblichkeit doch eindeutig im Vorteil sind.

Entzündungsfördernde Substanzen wie TNF-α und IL-6 spielen auch bei der Entwicklung des Typ-2-Diabetes eine wichtige Rolle. Diese Entzündungsfaktoren können die

Empfindlichkeit der Körperzellen gegenüber Insulin, die sogenannte Insulinsensitivität, verringern und die Insulinresistenz (das verminderte Ansprechen der Zellen auf das Hormon) steigern. TNF-α und IL-6 werden von verschiedenen Zellen und in verschiedenen Organen gebildet, darunter auch im Fettgewebe. Das sogenannte Viszeralfett, das Fettgewebe um die inneren Organe, ist die Entstehungsstätte dieser Entzündungsfaktoren. Viel Bauchfett (viszerales Fett) fördert Entzündungsprozesse. Dieses Fettgewebe findet sich vor allem bei Personen mit Übergewicht und Fettsucht. Beide Erkrankungen zählen zu den Hauptverursachern für Diabetes mellitus Typ 2 und des metabolischen Syndroms.

WIE HILFT VITAMIN D BEI DIABETES?

Der Nutzen einer Supplementierung von Vitamin D zur Verbesserung des Insulinstoffwechsels hängt vom basalen 25(OH)D-Status (Basiswert des Vitamin-D-Spiegels) ab. Nach den aktuellen Erkenntnissen sollte der 25(OH)D-Spiegel im Blutserum bei 40 bis 60 Nanogramm pro Milliliter beziehungsweise 100 bis 150 Nanomol pro Liter liegen. Diese Referenzwerte gelten sowohl für Erwachsene als auch für Kinder.

FIBROMYALGIE

Fibromyalgie, auch als „Weichteilrheumatismus" bekannt, ist eine chronische Erkrankung, die sich durch Muskelschmerzen im gesamten Körper an wechselnden Stellen (zum Beispiel in den Armen, Beinen, Gelenken, im Oberkörper, im Rücken und im Unterkörper) äußert. Der Wortteil „-myalgie" (vom Griechischen *mys* für „Muskel" und *algos* für „Schmerz") verweist bereits auf das zentrale Symptom, die Muskelschmerzen, die vor allem in den Regionen rund um die Gelenke auftreten. Typisch für die Krankheit ist zudem die von den Patienten verständlicherweise beklagte erhöhte Druckempfindlichkeit an bestimmten Schmerzdruckpunkten, den sogenannten Tender Points. Darüber hinaus leiden die Betroffenen häufig unter Abgeschlagenheit, Müdigkeit, Erschöpfung, Konzentrations- und Schlafstörungen. Oft kommen noch psychische Probleme wie Ängste und/oder Depressionen hinzu.

Aufgrund der allgemeinen Schmerzempfindlichkeit und der Ähnlichkeit der Muskelsymptome sollte man beim Krankheitsbild der Fibromyalgie auch immer an eine versteckte Osteomalazie (siehe S. 157–160) denken.

Vitamin D spielt eine zentrale Rolle bei der Gehirnentwicklung und der Regulierung neuronaler Funktionen sowie bei der Ausprägung und Wirkung verschiedener Nervenwachstumsfaktoren, außerdem besitzt es ausgeprägte nervenzellschützende Eigenschaften. Darüber hinaus moduliert (modulieren = verstärkend wirken) Vitamin D die neuronale Erregbarkeit sowie die Empfindlichkeit (Ansprechbarkeit) von Neurotransmittern gegenüber ihren

Rezeptoren (zum Beispiel GABA, NMDA). Vitamin-D-Rezeptoren und das Enzym 1αOHase sind zudem in zahlreichen Hirnarealen (etwa im Hypothalamus und im Hippocampus) nachgewiesen worden, die bei der Entwicklung einer Fibromyalgie ebenfalls eine Rolle spielen. Ein Vitamin-D-Mangel korreliert direkt mit der Ausprägung der muskulären Schmerzsymptomatik bei Fibromyalgie. Vitamin D verbessert die Muskelkoordination und stimuliert die rezeptorvermittelte Muskelproteinsynthese (spezielle Neubildung von Eiweißen in den Muskelzellen, wobei Aminosäuren in die Muskelfasern eingebaut werden).

Vitamin D ist an der Bildung von Nervenwachstumsfaktoren wie etwa GDNF *(Glial Derived Neurotrophic Factor)* im Gehirn beteiligt. Der GDNF ist ein körpereigener Nerven-Wachstumsfaktor, er wird von sogenannten Gliazellen produziert, einer Hauptzellart des Gehirns (etwa 85 Prozent des Gehirns bestehen daraus), und funktioniert dort wie eine Art „Düngemittel" oder Lebenselixier für alternde Nervenzellen. Die Gliazellen kommunizieren ständig miteinander und beeinflussen die elektrischen Signale, die zwischen den Nervenzellen ausgetauscht werden. Sie üben eine Schutzfunktion für die Nervenzellen aus und helfen ihnen, sich neu zu verdrahten. Der GDNF trägt damit zur „Neuroplastizität", zum plastischen Wandel des Gehirns, bei, indem er die Entwicklung und das Überleben von Neuronen unterstützt, die beispielsweise Dopamin produzieren. So kann der GDNF den frühen Tod von Nervenzellen in der *Substantia nigra* (wörtlich: „schwarzes Wesen"; mit den anderen Hirnarealen verbundener Kernkomplex im Mittelhirn, dessen Zellen viel Eisen und Melanin enthalten, weshalb er überwiegend schwärzlich gefärbt ist) verhindern, die bei der Produktion von Dopamin eine Rolle spielen. Gerade im Gehirn alternder Menschen kann es zu einem dramatischen Verlust dieser Nervenzellen kommen – Kennzeichen neurodegenerativer Erkrankungen wie Morbus Parkinson. Der GDNF kann auch Nervenzellen vor Giftstoffen schützen oder verhindern, dass die Zellen ihr eingebautes „Selbstmordprogramm", die sogenannte Apoptose, starten. Vitamin D wirkt zusätzlich modulierend auf verschiedene Neurotransmitter wie Dopamin, Serotonin und Acetylcholin. Störungen im Dopaminhaushalt dürften auch bei der erhöhten Schmerzempfindlichkeit an Fibromyalgie erkrankter Menschen eine nicht unwichtige Rolle spielen. Im Vergleich zu gesunden Menschen weisen Patienten mit Fibromyalgie deutlich verringerte GDNF-Spiegel in ihrer Gehirn-Rückenmarks-Flüssigkeit auf.

WIE HILFT VITAMIN D BEI FIBROMYALGIE?

Die Existenz von Vitamin-D-Rezeptoren und des Enzyms 1αOHase ist in zahlreichen Bereichen des Zentralnervensystems nachgewiesen worden, insbesondere im Hippocampus und im Hypothalamus (Teil des Zwischenhirns). Diese Bereiche sind auch an der Entwicklung der Fibromyalgie und an der komplexen Muskelschmerzsymptomatik beteiligt.

Vitamin D spielt eine zentrale Rolle bei der neuronalen Regulation und Modulation von Neurotransmittern und ihren entsprechenden Nervenrezeptoren (wie GABA, NMDA).

Vitamin D ist zudem an der Produktion des Nervenwachstumsfaktors GDNF beteiligt, der bei der Pathophysiologie (Lehre von den krankhaft veränderten Körperfunktionen sowie ihrer Entstehung und Entwicklung) der Fibromyalgie von Bedeutung ist. Für die Schmerzverarbeitung bei Fibromyalgie spielt eine Fehlregulation der Neurotransmitter Dopamin, Acetylcholin und Serotonin eine zentrale Rolle.

Vitamin D greift ebenfalls in Signalwege von Entzündungsprozessen ein, indem es unter anderem Botenstoffe wie TGF-β 1, Stickstoffmonoxid (NO) und Interleukin 4 (IL-4) hochreguliert. IL-4 ist ein hormonartiger Botenstoff mit antientzündlichen Eigenschaften, der die Produktion von Th1-Zellen, Makrophagen („Fresszellen", gehören zu den Leukozyten und damit zum Immunsystem) sowie Interferon Gamma und Interleukin 12 verringert. Somit nimmt IL-4 eine zentrale Stellung bei der Erhaltung des Immungleichgewichts ein. Auch TGF-β 1 reguliert die Zelldifferenzierung sowie das Wachstum und die Vermehrung (Proliferation) von Nervenzellen. Über die Wechselwirkungen mit Th1-Zellen hat es zudem einen direkten antientzündlichen Effekt.

Vitamin D ist wichtig für die Gesundheit und Leistungsfähigkeit der weißen Muskelfasern vom Typ II. Typ-II-Fasern ziehen sich rasch zusammen und sind für alle schnellkräftigen Bewegungen zuständig. Insbesondere bei Senioren ist der Vitamin-D-Spiegel auch direkt mit der Leistungsfähigkeit dieser schnellkräftigen Muskelfasern verknüpft.

Eine neuere placebokontrollierte Studie an Patienten mit Fibromyalgie, die über einen Zeitraum von 20 Wochen durchgeführt wurde, konnte durch die ergänzende Gabe von Vitamin D bei den Teilnehmern ein Anstieg ihrer 25(OH)D-Spiegel über 32 Nanogramm pro Milliliter erreicht und in der Folge eine deutliche Abnahme ihrer Schmerzempfindlichkeit beobachtet werden. In einer weiteren aktuellen klinischen Studie an 58 Patienten (Alter: 36,9 plus minus 9,2 Jahre) mit Fibromyalgie und chronischen Muskelschmerzen [25(OH)D weniger als 25 Nanogramm pro Milliliter] wurde der bestehende Vitamin-D-Mangel durch die ergänzende Einnahme von 50.000 I. E. Vitamin D pro Woche über einen Zeitraum von drei Monaten ausgeglichen. Der jeweilige 25(OH)D-Status der Studienteilnehmer stieg unter der oralen Supplementierung von 10,6 plus minus 5,1 Nanogramm pro Milliliter auf 46,5 plus minus 24,0 Nanogramm pro Milliliter an. Der Ausgleich ihres 25(OH)D-Spiegels hatte für die Fibromyalgie-Betroffenen lauter positive Folgen: Er bewirkte eine ausgeprägte Abnahme der Muskelschmerzen, der körperlichen Abgeschlagenheit sowie ihrer psychischen Symptome (beispielsweise Depressionen) und eine Verbesserung ihrer Lebensqualität insgesamt. Die Anzahl der Fibromyalgie-Patienten betrug zu Beginn der Studie 30 Personen (52 Prozent), nach der Vitamin-D-Behandlung waren es nur noch 20 (34 Prozent). 85 Prozent der Patienten waren mit den Ergebnissen ihrer Vitamin-D-Therapie zufrieden. Die Autoren dieser Studie empfehlen generell bei unspezifischen Muskelschmerzen sowie einer erhöhten Schmerzempfindlichkeit der Muskulatur, den 25(OH)D-Status zu kontrollieren und einen zu niedrigen Spiegel beziehungsweise eine Unterversorgung mit Vitamin D gegebenenfalls durch ergänzende Gaben des Sonnenhormons auszugleichen.

HERZINSUFFIZIENZ

Eine Herzinsuffizienz (Herzschwäche) tritt häufig im Gefolge anderer Herzerkrankungen auf und betrifft vor allem ältere Menschen. Zu den häufigsten Ursachen zählen Bluthochdruck und Arteriosklerose. Diese Erkrankungen schädigen die Gefäße und schwächen die Herzmuskulatur, wodurch die Pumpleistung des Herzens nachlässt. Je nach Schweregrad der Herzinsuffizienz ist der Herzmuskel zu schwach, um noch ausreichend sauerstoffreiches Blut durch den Körper pumpen zu können.

Der Schweregrad einer Herzinsuffizienz wird nach der New York Heart Association (NYHA) eingeteilt: Die Skala reicht von einer geringen Beeinträchtigung (NYHA-Stadium I) mit aufsteigendem Schweregrad (Stadium I bis Stadium IV) bis zu einer schweren Beeinträchtigung mit zahlreichen Einschränkungen der körperlichen Leistungsfähigkeit (NYHA-Stadium IV). NYHA IV ist dementsprechend die schwerste Form der Herzinsuffizienz. Sie beeinträchtigt natürlich die gesamte Lebensqualität der Patienten, da sie bei allen körperlichen Aktivitäten, aber auch in Ruhe erhebliche Einschränkungen durch Symptome wie Atemnot, Erschöpfung, Müdigkeit, häufiges nächtliches Wasserlassen, Rhythmusstörungen und Angina pectoris hervorruft beziehungsweise hervorrufen kann. Eine unzureichende Versorgung mit Vitamin D steigert das individuelle kardiovaskuläre Risiko, das heißt, das Risiko, eine Herz- oder Gefäßerkrankung zu entwickeln, und die damit verbundene Sterblichkeit erheblich. Laut aktuellen Studien senkt Vitamin D den Blutdruck, wirkt der Arteriosklerose entgegen, verbessert bei Herzinsuffizienz die Herzmuskelleistung und mindert das Risiko für eine periphere arterielle Verschlusskrankheit (eine Durchblutungsstörung insbesondere der Beine, auch „Schaufensterkrankheit" genannt). Folglich nimmt das Risiko für Herzinfarkt und Schlaganfall durch Vitamin D deutlich ab.

Im Rahmen der LURIC-Studie *(Ludwigshafen Risk and Cardiovascular Health Study)* wurden 3.258 Personen mit einem Durchschnittsalter von 62 Jahren erfasst, die sich einer Angiografie (röntgenologischen Darstellung) ihrer Herzkranzgefäße unterzogen hatten. Bei der Angiografie zeigte sich, dass 67 Prozent der Teilnehmer an einer schweren koronaren Herzerkrankung mit weit fortgeschrittenen Verengungen ihrer Herzkranzarterien litten. Die Nachbeobachtungszeit betrug im Mittel acht Jahre. Während dieser Zeit starben 737 Teilnehmer (22,6 Prozent), davon 463 an einer/ihrer Herz-Kreislauf-Erkrankung. Studienteilnehmer, die zum Zeitpunkt der Koronarangiografie einen durchschnittlichen 25(OH)D-Spiegel von 7,6 Nanogramm pro Milliliter oder 13,3 Nanogramm pro Milliliter aufwiesen, trugen im Vergleich zu Personen mit einem 25(OH)D-Spiegel von durchschnittlich 28,4 Nanogramm pro Milliliter ein um 82 Prozent beziehungsweise 122 Prozent erhöhtes Risiko, an einer Herz-Kreislauf-Erkrankung zu sterben. Eine weitere Auswertung dieser Studie zeigt, dass ein Vitamin-D-Mangel [25(OH)D bei weniger als 20 Nanogramm pro Milliliter] die kardiovaskuläre Sterblichkeit infolge von Herzmuskelschwäche beziehungsweise Herzversagen und plötzlichem Herztod 2,8- beziehungsweise fünffach erhöht.

In einer aktuellen placebokontrollierten Doppelblindstudie an 80 Kleinkindern mit Herzinsuffizienz führte die ergänzende Gabe von 1.200 I. E. Vitamin D pro Tag bei den 42 Kindern aus der „echt versorgten" Gruppe im Vergleich zu den 38 Kindern aus der Placebogruppe zu einer deutlichen Verbesserung ihrer Herzgesundheit und zu einer Herabsetzung verschiedener kardiovaskulärer Risikoparameter.

DER EINFLUSS VON 1.200 I. E. VITAMIN D PRO TAG AUF KLEINKINDER MIT HERZINSUFFIZIENZ	
Parameter	Einfluss von Vitamin D
Blutdruck	gesenkt
Pumpkraft des Herzmuskels	gesteigert
Herzmuskelleistung	verbessert
25(OH)D (ng/ml)	verbessert (13,4 → 32,9)
Parathormon-Spiegel (pg/ml)	gesenkt (40,5 → 28,3)
IL-10-Spiegel	gesteigert
Il-6- und TNF-α-Spiegel	gesenkt

Patienten mit Herzinsuffizienz sollten in jedem Fall ein- bis zweimal im Jahr ihren Vitamin-D-Status [25(OH)D] vom Arzt labormedizinisch kontrollieren lassen. Für einen gesunden 25(OH)D-Status (optimal sind 40 bis 60 Nanogramm pro Milliliter beziehungsweise 100 bis 150 Nanomol pro Liter) ist – in Abhängigkeit vom Körpergewicht – die regelmäßige tägliche Einnahme von 40 bis 60 I. E. Vitamin D pro Kilogramm Körpergewicht notwendig. (Beispiel: Bei einem Körpergewicht von 60 Kilogramm sind das 2.400 bis 3.600 I. E. Vitamin D pro Tag, siehe auch die Faustformel auf S. 41). In der Praxis hat sich zur schnellen Kompensation eines Vitamin-D-Mangels eine hohe Aufsättigungsdosis bewährt (siehe S. 41 f.). Patienten mit Herzinsuffizienz sollten – neben dem Ausgleich ihres Vitamin-D-Status – sich auch um eine gute Versorgung mit Coenzym Q10 und Magnesium in Form von Magnesiumorotat kümmern.

KREBS

Wenn Sie Krebspatient sind, sollten Sie vor dem Weiterlesen vielleicht erst einmal einen Termin bei Ihrem Hausarzt oder Onkologen ausmachen, um Ihren Vitamin-D-Status bestimmen zu lassen. Auf keinem anderen Gebiet der Medizin ist die Datenlage zu Vitamin D so gut wie in der Onkologie, denn gerade Krebspatienten (zum Beispiel bei Blasen-, Brust- und Darmkrebs) leiden krankheits- und therapiebedingt besonders häufig an einem Vitamin-D-Mangel [25(OH)D weniger als 20 Nanogramm pro Milliliter]. Das Sonnenhormon stabilisiert in seiner aktiven Form das Immunsystem und wirkt der Entstehung bösartiger Tumoren auf verschiedenen Ebenen entgegen.

Vitamin D hilft gegen Krebs. Die hormonaktive Form $1{,}25(OH)_2D$ von Vitamin D …

- hemmt die unkontrollierte Zellteilung und unterdrückt das Krebswachstum,
- verringert die Gefäßneubildung im Krebsgewebe (Angiogenese), schneidet somit den jeweiligen Tumor von der Sauerstoff- und Nährstoffversorgung ab,
- aktiviert Gene, die für die DNA-Reparatur zuständig sind,
- hilft bei tumorbedingter Anämie,
- verringert das Risiko der Metastasenbildung und
- fördert den programmierten Zelltod, die Selbstzerstörung der Krebszelle (Apoptose).

Ein Vitamin-D-Mangel kann den Verlauf einer Krebserkrankung (zum Beispiel Brustkrebs) nachteilig beeinflussen, die Effektivität von Maßnahmen, die auf die Zerstörung eines/des Tumors abzielen (Chemo-, Strahlentherapie), beeinträchtigen und die Lebensqualität der betroffenen Kranken verringern. Bereits am Tag der Diagnose sollte deshalb bei jedem Krebspatienten der 25(OH)D-Status überprüft und gegebenenfalls durch die kontrollierte Einnahme eines Vitamin-D-Ergänzungsmittels ausgeglichen werden. Im Rahmen einer Studie beobachteten kanadische Wissenschaftler vom Mount Sinai Hospital in Toronto den Krankheitsverlauf von 512 Frauen mit Brustkrebs etwa zwölf Jahre lang – von 1997 bis 2008. Das Durchschnittsalter der Frauen betrug bei der Diagnosestellung 50,4 Jahre. 37,5 Prozent der Brustkrebspatientinnen litten zu diesem Zeitpunkt unter einem starken Vitamin-D-Mangel [25(OH)D weniger als 20 Nanogramm pro Milliliter]. Lediglich bei 24 Prozent der betroffenen Frauen war der Vitamin-D-Status [25(OH)D höher als 29 Nanogramm pro Milliliter] fast normal. Es konnte gezeigt werden, dass eine Unterversorgung mit Vitamin D in Zusammenhang mit dem Auftreten aggressiverer Brustkrebsformen stand. Nach zwölf Jahren war das Risiko, dass der primäre Krebstumor Metastasen bilden würde, bei den Frauen mit zu niedrigem Vitamin-D-Spiegel gegenüber denjenigen mit einem normalen Vitamin-D-Status um 94 Prozent erhöht. Die Wahrscheinlichkeit, dass sie vorzeitig an der Erkrankung sterben würden, stieg bei den Frauen mit Vitamin-D-Unterversorgung um 73 Prozent.

Krebsmedikamente können den Vitamin-D-Bedarf steigern

Eine Reihe der in der medikamentösen Krebstherapie eingesetzten Zytostatika (das sind Medikamente, die das Zellwachstum beziehungsweise die Zellteilung hemmen, zum Beispiel Paclitaxel) kann zusätzlich den Vitamin-D-Abbau fördern und damit sogar das Risiko für einen therapiebedingten Vitamin-D-Mangel sowie Schädigungen der Knochen und Störungen im Muskelapparat (zum Beispiel Osteoporose, Muskelschwäche, Fatigue-Syndrom) erhöhen. Zytostatika wie Cyclophosphamid oder Paclitaxel können den Pregnan-X-Rezeptor stimulieren und hierüber die 24-Hydroxylase (24-OHase) aktivieren (siehe auch ab S. 65, „Arzneimittel als Vitamin-D-Räuber“). Die 24-OHase baut 25-OH-Vitamin D [25(OH)D] und 1,25-Dihydroxy-Vitamin D [1,25-$(OH)_2$-D] zu nicht mehr stoffwechselaktiven Vitamin-D-Metaboliten ab. Dadurch wird das Vitamin D deaktiviert und verliert seine Stoffwechselfunktion.

VITAMIN D UND DIE NEBENWIRKUNGEN BESTIMMTER KREBSMEDIKAMENTE

Docetaxel (Taxotere) ist ein bekannter Auslöser kutaner (vom lateinischen Wort *cutis* für „Haut", also „zur Haut gehörender") Nebenwirkungen. Störungen des Geschmackssinns werden in der Arzneimittelinformation von Docetaxel und Oxaliplatin als „sehr häufig" eingestuft: Über 10 Prozent der damit behandelten Krebspatienten sind betroffen. Eine erfolgreiche Behandlung dieser Nebenwirkungen ist bisher nicht bekannt. In ausgeprägten Fällen, wenn die Patienten zu sehr leiden, muss die Chemotherapie unter Umständen sogar unterbrochen werden. Eine Unterversorgung mit Vitamin D kann Schäden an den Schleimhäuten und der Haut durch die Chemotherapie mit Docetaxel und Carboplatin Vorschub leisten. Die Supplementierung von Vitamin D steuert diesen Nebenwirkungen entgegen und hat laut bestimmten Studien auch einen günstigen Einfluss auf den Krankheitsverlauf insgesamt.

Krebsmedikamente wirken durch Vitamin D stärker krebszellzerstörend

Rituximab ist ein monoklonaler Antikörper (das sind immunologisch aktive Eiweiße, die von einem einzigen B-Lymphozyten herstammen und sich gegen eine einzige bestimmte Zellstruktur richten, in diesem Fall gegen das Oberflächenantigen CD_{20}). Dieses Oberflächenantigen wird hauptsächlich von B-Lymphozyten exprimiert, das bedeutet, seine genetische Information wird hauptsächlich von B-Lymphozyten „zum Ausdruck gebracht“, also umgesetzt. Man wendet Rituximab in der Krebstherapie zusätzlich zum CHOP-Schema zur Behandlung von Non-Hodgkin-Lymphomen (zum Beispiel diffus-großzelliges B-Zell-Lymphom) an. Dabei bindet sich Rituximab an CD_{20} und mobilisiert so die körpereigene Immunantwort. Zusätzlich ist der Antikörper in der Lage, die CD_{20}-positive Zelle abzutöten. Ein Vitamin-D-Mangel kann die Wirkung der Antikörpertherapie bei Lymphompatienten aushebeln und die Überlebensrate bei den Betroffenen senken, wie aktuelle Studien an Patienten mit diffus großzelligem B-Zell-Lymphom (DLBCL) belegen. Ältere Krebspatienten mit diffus großzelligem B-Zell-Lymphom, die mit Rituximab behandelt werden und zugleich mit Vitamin D unterversorgt sind, haben schlechtere Chancen auf ein ereignisfreies (krankheits- beziehungsweise rückfallfreies) Überleben der nächsten drei Jahre und ein Gesamtüberleben als Patienten mit normalem Vitamin-D-Spiegel. Eine ergänzende Gabe von Vitamin D normalisierte bei Kontrollpersonen die verminderte, von Rituximab vermittelte zellulare Zytotoxizität (darunter versteht man die Fähigkeit einer chemischen Substanz, eines Virus oder einer bestimmten Immunzelle, lebende Zellen zu schädigen oder zu zerstören).

Bei der Behandlung von Krebspatienten mit dem monoklonalen Antikörper Trastuzumab (Herceptin) steigt bei einem Vitamin-D-Mangel auch die Anzahl der Nebenwirkungen (zum Beispiel auf die Schleimhäute) drastisch. Die Wirkung der in der Begleittherapie eingesetzten Bisphosphonate, Aromatasehemmer (zum Beispiel Letrozol) oder das in der Brustkrebstherapie häufig angewandte Antihormon Tamoxifen kann von Vitamin-D-Gaben unterstützt werden, da es die positiven Effekte der Wirkstoffe verstärkt und gleichzeitig die Nebenwirkungen (zum Beispiel Knochen- und Gelenkschmerzen) verringert.

Aromatasehemmer werden durch Vitamin D verträglicher

Aromatasehemmer (zum Beispiel Anastrozol, Letrozol) sind Arzneimittel zur Zusatzbehandlung von Brustkrebs bei Frauen nach ihren Wechseljahren. Sie hemmen die Bildung der weiblichen Geschlechtshormone, der Östrogene, die einen Wachstumsreiz für die Krebszellen aussenden. Häufige Nebenwirkungen dieser Medikamente sind Knochen- und Gelenkschmerzen (Arthralgien) sowie Symptome einer chronischen Müdigkeit, Erschöpfung und Antriebslosigkeit (Fatigue-Syndrom). In einer aktuellen Studie mit Brustkrebspatientinnen konnten durch die Gaben von hoch dosiertem Vitamin D die Arthralgierate und auch die Fatigue-Beschwerden der Frauen gegenüber den Patientinnen, die nicht begleitend mit Vitamin D versorgt wurden, deutlich gesenkt werden. Auch vor oder bei einer Tamoxifen-Behandlung sollten die Patientinnen ihren Vitamin-D-Haushalt ins Lot bringen.

Die Medikamentengruppe der Bisphosphonate wirkt ebenfalls besser, wenn die/der Kranke einen ausgeglichenen Vitamin-D-Haushalt hat. Außer zur Behandlung von Osteoporose werden Bisphosphonate auch in der Therapie von Krebserkrankungen (zum Beispiel gegen Knochenmetastasen) eingesetzt. In Deutschland sind folgende Bisphosphonate zugelassen: Etidronat, Clodronat, Alendronat, Ibandronat,

Risedronat und Zoledronat. Ein Vitamin-D-Mangel und dadurch bedingte erhöhte Parathormonspiegel können die positiven Effekte der Bisphosphonate auf die Knochen verringern und gleichzeitig Nebenwirkungen dieser Medikamente (zum Beispiel Kiefernekrosen) verstärken. Um die Entwicklung einer Kiefernekrose möglichst zu verhindern, ist es entscheidend, dass vor dem Beginn einer Therapie mit Bisphosphonaten sämtliche Entzündungen in der Mundhöhle der/des Kranken ausgeheilt sind, denn wenn das Mundepithel nicht intakt ist, wird die Funktion der Keratinozyten beeinträchtigt. Letztere brauchen zu ihrer Differenzierung Vitamin D (das heißt, die Zellen brauchen Vitamin D, um sich auf ihre spezifischen Aufgaben, die Herstellung der Hornsubstanz Keratin, spezialisieren zu können), das gleichzeitig ihr überschießendes Wachstum und ihre ungezügelte Vermehrung (Proliferation) hemmt. Es ist auf keinen Fall ratsam, bei einem bestehenden Vitamin-D-Mangel eine Therapie mit Bisphosphonaten durchzuführen. Vor dem Beginn einer solchen Behandlung sollte der 25(OH)D-Spiegel der/des Kranken grundsätzlich über 30 Nanogramm pro Milliliter liegen. Wie Studien an Krebspatienten, die mit einem Bisphosphonat therapiert wurden, erbracht haben, liegt der optimale Vitamin-D-Status beziehungsweise 25(OH)D-Spiegel bei 40 bis 60 Nanogramm pro Milliliter beziehungsweise 100 bis 150 Nanomol pro Liter.

LEAKY-GUT-SYNDROM

Streng genommen bestehen wir nur zu etwa 10 Prozent aus Mensch und zu 90 Prozent aus Mikroben. In unserem Körper tummeln sich nämlich zehnmal so viele Mikroorganismen wie menschliche Zellen. Dabei ist der Darm der Ort mit der höchsten Einwohnerdichte: In einem Gramm Darmschleimhaut haust rund eine Billion Bakterien (1 Billion = 10^{12} = 1.000 Milliarden). Die enorme Bedeutung dieser Mitbewohner bei der Entstehung, Vorbeugung und Therapie von Erkrankungen wie Allergien, Diabetes mellitus, Übergewicht oder Krebs wird bereits als „stille Revolution in der Medizin" bezeichnet.

In unserer Mundhöhle nisten bis zu einer Milliarde Bakterien. Auf zwei Quadratmetern unserer Haut leben insgesamt so viele Bakterien wie Menschen auf diesem Planeten. Hier konnten allein 182 verschiedene Bakterienarten nachgewiesen werden. Im Stuhl und an den Zähnen ist die Bakterienvielfalt am größten, in der Vagina am geringsten. In unseren Achselhöhlen „tobt" das mikrobiotische Leben geradezu – mit etwa zwei Millionen Bakterien pro Quadratzentimeter!

Unübertroffen ist jedoch der Darm: Mit 10 hoch 14 (10^{14}) bis 10 hoch 15 (10^{15}) beherbergt er die mit Abstand meisten Bakterien. Den Verdauungstrakt beherrschen vor allem die Bakterienstämme Bacteroidetes, Firmicutes und Proteobakterien. Schätzungen zufolge sollen allein im Darm über 500 verschiedene Arten von Darmbakterien zu Hause sein. Während der Magen und der obere Dünndarm nur gering mit Bakterien besiedelt sind, nimmt ihre Anzahl in Rich-

Abbildung 6

Vitamin D: Rationalen in der Krebstherapie

Krebspatient:
Vitamin-D-Mangel ↓

- Labordiagnostisch kontrollierter Ausgleich des Vitamin-D-Mangels
- Immunabwehr ↑
- Lebensqualität ↑

Strahlentherapie:
Nebenwirkungen ↓

- Strahlenbedingte Enddarmentzündung (Proktitis)

Antikörpertherapie:
Tumorzelldestruktion ↑

- Antikörper vermittelte Zerstörung von Krebszellen (z. B. Rituximab)

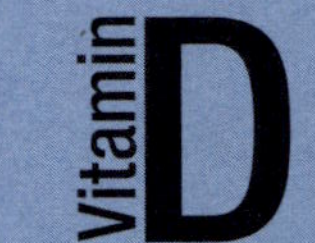

25(OH)D: 40–60 ng/ml

Chemotherapie:
Nebenwirkungen ↓, Wirkung ↑

- Platinderivate, Taxane (z. B. Mukositis)
- Vitamin D-Abbau durch Chemotherapie
- Chemotherapiebedingte Störungen im Knochenstoffwechsel (z. B. Methotrexat)

Bisphosphonate:
Nebenwirkungen ↓

- Zoledronat (z. B. Schädigung des Kieferknochens)

Antihormontherapie:
Nebenwirkungen ↓

- Aromatasehemmer (z. B. Gelenkbeschwerden, Knochenbeschwerden) tung Dickdarm zu. Die große Menge unterschiedlicher Mikroorganismen im menschlichen Darm bildet ein dynamisches, offenes Ökosystem, das in der Fachsprache als „Darm-Mikrobiom“ beziehungsweise „Darm-Mikrobiota“ bezeichnet wird. Bei der Erforschung des Gen-Katalogs des Darm-Mikrobioms wurden bis zu 3,3 Millionen Gene identifiziert. Der Mensch hingegen besitzt nur etwa 25.000 Gene, er ist also vergleichbar mit der geringen Anzahl der Gene des einen Millimeter großen Fadenwurms *Caenorhabditis elegans*.

Würde man unseren etwa fünf Meter langen Dünndarm auf eine Fläche „auswalzen“, betrüge seine Oberfläche über 200 Quadratmeter – das ist etwa 100-mal so viel wie bei der Haut. Diese Riesenfläche ist notwendig, denn schließlich muss der Dünndarm binnen Stunden alles Brauchbare aus unserem Nahrungsbrei aufnehmen (Kalorien, Vitamine, Salze, Mikronährstoffe, Wasser) und der Verwertung zuführen, das heißt in die Blutbahn abgeben. (Die nicht resorbierbaren Anteile und Wasser bleiben im Darm, werden weitertransportiert und am Ende ausgeschieden.)

Wie kommt die gewaltige Resorptionsfläche zustande? Eigentlich ganz einfach: Unsere Darmschleimhaut ist „plissiert“, das heißt in Unmengen kleiner und kleinster verschiebbarer Falten und Fältchen gelegt, die ihrerseits mit Zotten (Villi) und Mikrovilli bedeckt sind. Darauf sitzen noch die sogenannten Enterozyten. Diese Zellen sind zwar nur wenige Hundertstel Millimeter klein, vergrößern aber die Oberfläche der Darmwand noch einmal beträchtlich. Im Ergebnis wird daraus tatsächlich ein Areal von rund 200 Quadratmetern.

Doch das Ganze hat auch einen Haken: Über diese große Oberfläche können auch krank machende Bakterien und andere Mikroorganismen in den Körper eindringen. Um diese „bakterielle Translokation", so der fachsprachliche Ausdruck, zu verhindern, besitzt unser Darm ein „Verteidigungsbollwerk" aus drei Bestandteilen:

- die Darm-Mikrobiota,
- die Darmschleimhaut und
- das darmeigene Abwehrsystem.

Die Bakterien der Darmflora unterstützen die Verwertung und Verdauung von Lebensmitteln und machen unserem Körper auf diese Weise lebenswichtige Makro- und Mikronährstoffe zugänglich. Die Darmflora überzieht die Oberfläche der Darmschleimhaut wie ein Schutzvlies und wehrt Krankheitserreger ab. Eine weitere wichtige Funktion der Darmflora ist der Aufbau einer immunologischen Schutzbarriere, die verhindert, dass sich schädliche Keime im Darm ansiedeln. Auch die Leistungsfähigkeit des körpereigenen Immunsystems ist entscheidend von der Darmflora abhängig, denn im Darm sitzt der Großteil unseres Immunsystems: Das lymphoidale Gewebe in der Darmschleimhaut enthält mehr als 70 Prozent der körpereigenen Immunzellen!

Neben der Darmfunktion beeinflussen die Kleinstlebewesen in unserem Darm noch zahlreiche weitere Körperfunktionen, unter anderem auch unser Essverhalten und unsere geistige Gesundheit. Mit dem sogenannten *Nervus vagus*, dem größten Nerv des Parasympathikus, verfügt unser Magen-Darm-Trakt nämlich über eine direkte Verbindung zum Gehirn. 80 bis 90 Prozent der Nervenfasern verlaufen vom Darm zum Gehirn. Das bedeutet, dass der Darm mehr Informationen an das Gehirn sendet als umgekehrt.

Im gesunden Zustand bildet die oberste Zellschicht der Darmschleimhaut (Epithel) einen geschlossenen Zellverband. Die kleinen Zwischenräume zwischen den einzelnen Schleimhautzellen werden durch die *tight junctions* („enge Verbindungen“, lateinisch *zonula occludens*) abgedichtet. Dabei handelt es sich um schmale Proteinbänder, die die Zellen vollständig umhüllen und die ihrerseits mit den Bändern der benachbarten Zellen verbunden sind. Sie bilden eine Art „Netzwerk“, verbessern dadurch die Stabilität des Gewebes und errichten eine undurchdringliche Schranke zum Blutkreislauf (Diffusionsbarriere). Werden die *tight junctions* undicht, können Wasser und Stoffe aus dem Blutkreislauf in den Darm gelangen und dort schwere Durchfälle auslösen. Darüber hinaus ermöglicht eine erhöhte Durchlässigkeit der Darmwand Bakterien, bakteriellen Giftstoffen (Toxinen) sowie unverdauten Nahrungsbestandteilen und Umweltschadstoffen das ungehinderte Eindringen durch die Darmwand in den Blutkreislauf. Dort können diese Substanzen Zellen des Immunsystems aktivieren und Entzündungsprozesse auslösen. Immunzellen setzen dabei Signalstoffe (beispielsweise Zonulin) frei, die eine Signalkaskade auslösen, in deren Folge sich die Durchlässigkeit der *tight junctions* erhöht. Dadurch können weitere Bakterienbestandteile in den Körper eindringen, und die Entzündung breitet sich aus wie ein Flächenbrand. Dieser Teufelskreis führt schließlich zu einer chronischen Entzündung. Eine solche chronische Entzündung verläuft in der Regel unbemerkt und äußert sich nicht in Form akuter Beschwerden. Die Betroffenen fühlen sich meistens gesund und führen kleinere Befindlichkeitsstörungen nicht unbedingt auf eine (ernst zu nehmende!) Erkrankung zurück. Dieses Phänomen der versteckten Entzündung, die sich klammheimlich und stillschweigend im Körper ausbreitet, wird im Englischen auch *silent inflammation* genannt.

Ohne es zu bemerken, leiden viele Menschen an einer krankhaft erhöhten Durchlässigkeit ihrer Darmschleimhaut, dem sogenannten Leaky-Gut-Syndrom (*leaky gut*: „löchriger Darm“). In der Folge schleichen sich oft Beschwerden ein, welche die Betroffenen gar nicht als solche wahrnehmen. Sie fühlen sich abgeschlagen, müde, schlapp und irgendwie krank, ohne jedoch wirklich krank zu sein. Es treten auch unspezifische Symptome wie Blähungen, Durchfall, Verstopfung, depressive Verstimmungen, Reizhusten, häufige Infekte sowie Störungen des Fett- und Zuckerstoffwechsels auf. Allergien können sich verschlimmern und neue hinzukommen. Das kann so weit gehen, dass der Körper gesunde Zellen im eigenen System nicht mehr als solche erkennt, sie deshalb angreift und sich eine Autoimmunerkrankung ausbildet (wie etwa Morbus Crohn oder – im Fall einer Glutenunverträglichkeit – Zöliakie).

Vitamin D steigert die Produktion körpereigener Antibiotika, wie β-Defensin-2 und Cathelicidin LL-37. Darüber hinaus reduziert das Sonnenhormon durch seine antientzündliche Wirkung die erhöhte Darmpermeabilität (Darmdurchlässigkeit) bei Patienten mit Leaky-Gut-Syndrom. Häufig mit diesem Syndrom in Verbindung stehende Erkrankungen sind unter anderem Adipositas, Allergien, Gelenkbeschwerden, entzündliche Darmerkrankungen, Fettleber, Depressionen, Diabetes mellitus, Kopfschmerzen, multiple Sklerose, Reizdarmsyndrom, Rheuma und Schwindel. Ob ein Patient an einem Leaky-Gut-Syndrom leidet, lässt sich vom Arzt durch die Bestimmung spezifischer Laborparameter feststellen: Zonulin, das für die Steuerung der *tight junctions* in der Darmwand verantwortliche Protein, und sekretorisches IgA (sIgA) – hinter dieser Kurzbezeichnung verbirgt sich der Antikörper Immunglobulin.

In diesem Zusammenhang wäre es – dem Ansatz von Prof. Alessio Fasano folgend – hochinteressant zu erfahren, ob Vitamin D auch in der Lage ist, die Produktion von Transmembranproteinen – wie zum Beispiel Zonulin – zu stabilisieren.

MAKULADEGENERATION

Die altersabhängige Makuladegeneration (AMD) ist bei uns die häufigste Ursache für den Verlust der zentralen Sehschärfe bei Menschen jenseits des 50. Lebensjahres. Betroffen ist dabei der sogenannte gelbe Fleck, die Stelle des schärfsten Sehens auf der Netzhaut. Dieser kann altersbedingt degenerieren, was eine starke Sehbehinderung bis hin zur Erblindung zur Folge hat beziehungsweise haben kann.

Aufgrund der insgesamt steigenden Lebenserwartung der heutigen Bevölkerungen in Europa (Stichwort „demografischer Wandel") wird die altersbedingte Makuladegeneration (AMD) für immer mehr Menschen zum Problem, denn jeder dritte Deutsche über 60 ist mittlerweile davon betroffen. Im Durchschnitt weisen 20 Prozent der 65- bis 74-Jährigen Frühformen der Erkrankung auf. Da die Therapiemöglichkeiten zum gegenwärtigen Zeitpunkt (noch) begrenzt sind, ist eine wirksame Vorbeugung dringend erforderlich. Wie aktuelle Studien zeigen, lässt sich der Krankheitsverlauf der AMD durch die regelmäßige ergänzende Einnahme von Lutein, Zeaxanthin und antientzündlichen Nährstoffen wie Omega-3-Fettsäuren Docosahexaensäure (DHA) und Eicosapentaensäure (EPA) sowie Vitamin D positiv beeinflussen und die Sehkraft sogar verbessern.

Ein ungesunder Lebensstil (zum Beispiel Rauchen, falsche Ernährung und Bewegungsmangel, Stichwort „Couch-Potato"), aber auch eine Unterversorgung mit Vitamin D erhöht bei Frauen das Risiko, aufgrund einer genetischen Prädisposition (einer erblichen Veranlagung) an einer altersbedingten Makuladegeneration (AMD) zu erkranken. Die Ursache der AMD ist (bisher) nicht geklärt. Die Ergebnisse neuerer Studien deuten jedoch auf eine Fehlsteuerung im Immunsystem mit Neigung zu Entzündungsreaktionen hin, die zum Teil genetisch bedingt sind. So wurden unter anderem in den Genen für die Complement-Faktoren H und I Risiko-Allele entdeckt, die wenigstens ansatzweise die familiäre Häufung der AMD erklären. Neben der Lebensführung hat der Vitamin-D-Spiegel ebenfalls Einfluss auf das Risiko, an einer AMD zu erkranken. Auch hier gibt es ein Zusammenwirken mit der genetischen Vorprägung, wie eine weitere Analyse der CAREDS-Daten zeigt. Frauen ohne genetische Risikomarker, aber mit niedrigem Vitamin-D-Spiegel (weniger als 12 Nanogramm pro Milliliter 25-Hydroxy-Vitamin D), hatten ein um den Faktor 1,8 erhöhtes Risiko, an einer

AMD zu erkranken. Frauen mit hohem genetischem Risiko und der gleichen Vitamin-D-Unterversorgung trugen jedoch ein 6,7-fach erhöhtes Risiko für eine AMD.

Der Schutzeffekt von Vitamin D wird auf seine antientzündlichen Eigenschaften zurückgeführt. Ein Mangel am Sonnenhormon könnte deshalb die Wirkung der Gene verstärken, die ja die Entzündungsreaktion verändern. Die drei Faktoren Vitamin-D-Mangel, ungesunder Lebensstil und eine entsprechende familiäre Vorbelastung durch die Gene könnten deshalb in dieselbe Richtung wirken. An zwei dieser „Stellschrauben", dem Vitamin-D-Mangel und der Ernährung, können wir drehen.

MULTIPLE SKLEROSE

In Deutschland sind nach aktuellen Schätzungen bis zu 130.000 Menschen von multipler Sklerose (MS) betroffen, jährlich kommen etwa 3.000 Neuerkrankte hinzu. Bei Frauen liegt die Wahrscheinlichkeit, an MS zu erkranken, zwei- bis dreimal höher als bei Männern. Multiple Sklerose manifestiert sich im Alter zwischen 15 und 40 Jahren, wobei die Häufigkeit des Auftretens im vierten Lebensjahrzehnt ihren Höchstwert erreicht. Oft verläuft die Erkrankung in Schüben, das heißt in Form episodischer Krankheitssymptome, die sich nach einer gewissen Zeit spontan oder unter der immunmodulierenden Therapie ganz oder teilweise zurückbilden.

Ein intaktes Immunsystem schützt unseren Organismus vor Fremdstoffen wie Krankheitserregern und Ähnlichem, bei MS-Patienten hingegen greift die körpereigene „Ab-

IMMUNSCHWÄCHENDER VITAMIN-D-MANGEL

In den äquatorialen Zonen ist die MS-Erkrankung seltener als in nördlichen oder in südlichen Breiten. Wer als Kind aus einer MS-reichen Zone in eine MS-arme Zone übersiedelt (zum Beispiel aus Europa nach Israel), übernimmt das Erkrankungsrisiko seiner neuen Heimat, während ältere Menschen das ihres Herkunftslandes behalten.

wehrarmee“ das eigene Nervensystem an. Dabei überwinden fehlgesteuerte Immunzellen (zum Beispiel T-Lymphozyten) die Blut-Hirn-Schranke und verschaffen sich dadurch Zutritt ins Gehirn und Rückenmark. Hier attackieren sie die sogenannten Myelinscheiden, eine fetthaltige Schutzschicht, die elektrisch isoliert und unsere Nervenzellen umgibt wie eine Kabelisolierung. Wird diese Schutzhülle beschädigt, bleiben entzündliche sogenannte Entmarkungsherde (Demyelinisierungsherde) zurück. Dann können Nervenimpulse, ähnlich wie bei der defekten Isolierung eines Stromkabels, nicht mehr kontrolliert weitergeleitet werden. Die löchrige Schutzhülle kann im Nervensystem Kurzschlüsse oder ganze Stromimpulsausfälle auslösen. Wie die Mechanismen dieses unheilbaren Nervenleidens im Einzelnen funktionieren, ist noch nicht vollständig geklärt, doch soll ein Protein (CD44) die Ursache dafür sein, dass beschädigte oder zerstörte Myelinscheiden vom Körper nicht repariert werden. Da die Demyelinisierungsherde im gesamten Zentralnervensystem (ZNS) auftreten, ist die MS mit vielfältigen neurologischen Störungen verknüpft. Zu den typischen Anfangssymptomen gehören Sehstörungen (zum Beispiel Doppelbilder) und Sensibilitätsstörungen (zum Beispiel Kribbeln in den Extremitäten). Auch kann es geschehen, dass die Beine plötzlich ihren Dienst versagen. Im fortgeschrittenen Stadium leiden viele der Betroffenen unter einer ausgeprägten körperlichen und seelischen Ermüdbarkeit (MS-bedingte Fatigue/Erschöpfung), unter Blasenschwäche, Depressionen, Gleichgewichtsstörungen, Entzündungen des Sehnervs, Lähmungen und spastischen Krämpfen. Zu den Primärzielen der MS-Therapie zählen die Behandlung akuter Entzündungsschübe, die Verminderung von deren Frequenz und die Verlangsamung des Krankheitsfortschreitens.

Vitamin D nimmt bei der Autoimmuntoleranz eine wichtige Steuerungsfunktion ein. In seiner stoffwechselaktiven Form $1,25(OH)_2D$ ist das Sonnenhormon in der Lage, unser Immunsystem auf raffinierte Weise gegen die Entwicklung von Autoimmunerkrankungen zu wappnen, denn $1,25(OH)_2D$ sorgt für ein gesundes Gleichgewicht zwischen entzündungsfördernden Th1-Zellen und den entzündungshemmenden Th2-Zellen. Wie Wissenschaftler herausfanden, erhöht ein Vitamin-D-Mangel einer Frau in der Schwangerschaft bemerkenswerterweise bereits das Risiko ihres Kindes, später eine Autoimmunerkrankung auszubilden. Ist ein Organismus hinreichend mit Vitamin D versorgt, besteht eine Balance in der Verteilung von Th2- und Th1-Zellen. Fehlt Vitamin D, kommt es zur vermehrten Bildung der entzündungsfördernden Th1- und Th17-Zellen und damit zu einer Störung der Autoimmuntoleranz. Vitamin-D-Mangel ist daher ein eigenständiger Risikofaktor für Autoimmunerkrankungen wie multiple Sklerose, Psoriasis oder Typ-1-Diabetes.

Die Th17-Reaktion wird durch die Überproduktion von Interleukin 17 (IL-17) verursacht, das ist ein Peptidhormon, ein körpereigener Botenstoff des Immunsystems, fachsprachlich ein Signalzytokin. Interleukine aktivieren – je nach Typus – bestimmte Zellen des Immunsystems, stimulieren sie zu Wachstum, Reifung und Teilung oder hemmen beziehungsweise verhindern genau diese Prozesse. Die Synthese von IL-17 durch die Th17-Zellen ist in „normalem" Umfang ein natürliches Phänomen und noch nicht gefährlich, während eine Überproduktion von IL-17 dem Organismus schadet, denn IL-17 soll an der Vermittlung entzündlicher Prozesse beteiligt sein. Vitamin D reguliert die Produktion von IL-17. Eine Autoimmunerkrankung ist also das Ergebnis einer Fehlregulation des Immunsystems, die beispielsweise eine unkontrollierte Th17-Reaktion hervorruft. Vitamin D kann dazu beitragen, das fehlgeleitete Immunsystem mit seinen „überschießenden" Reaktionen wieder auf „Normalbetrieb" herunterzufahren. Bei multipler Sklerose oder Psoriasis vermag Vitamin D durch seine antientzündliche Wirkung dabei mitzuhelfen, die Schwere des Krankheitsbilds zu reduzieren, das heißt, die Krankheitssymptome zu lindern.

Darüber hinaus sind eine Reihe von Erkrankungen bekannt, die mit genetischen Mutationen des Vitamin-D-Rezeptors verbunden sind und die die Betroffenen gegen Vitamin D resistent machen. Eine solche Vitamin-D-Resistenz kann sich aber auch auf anderem Weg ausbilden, nämlich auf der Basis einer Veränderung von Enzymen, die für die Umwandlung und Aktivierung von Vitamin D verantwort-

VITAMIN D UND SEIN EINFLUSS AUF DIE MULTIPLE SKLEROSE

Der 25(OH)D-Spiegel scheint die Aktivität der multiplen Sklerose (MS) und ihr Fortschreiten vor allem im Frühstadium der Erkrankung zu beeinflussen. Dies berichten aktuell Forscher der Universität Harvard in der Fachzeitschrift *JAMA Neurology.* Das Team um Prof. Alberto Ascherio hatte untersucht, ob eine Verbindung besteht zwischen den 25(OH)D-Blutspiegeln und der Krankheitsaktivität sowie ihrer Progression beim ersten Schub, der die Diagnose „multiple Sklerose" nahelegt. Dazu bestimmten sie bei 465 Studienteilnehmern mindestens einmal den 25(OH)D-Spiegel und beobachteten ihre gesundheitliche Entwicklung über einen Zeitraum von fünf Jahren hinweg. Beim Abschluss der Studie zeigte sich, dass eine Erhöhung des 25(OH)D-Spiegels um durchschnittlich 20 Nanogramm pro Milliliter innerhalb der ersten zwölf Monate nach den ersten Symptomen das Risiko für neue aktive Gehirnläsionen (Beschädigungen des Gehirns) und für einen neuen Schub um 57 Prozent senkt. Zusätzlich nahmen die T2-Läsionen um 25 Prozent langsamer zu, und der jährliche Verlust von Gehirnvolumen verringerte sich. Vor allem bei denjenigen Multiple-Sklerose-Patienten, die mit Interferon beta-1b behandelt werden, stellen niedrige 25(OH)D-Spiegel im Frühstadium der Erkrankung einen bedeutenden Risikofaktor dar für eine langfristig erhöhte Aktivität der multiplen Sklerose und für ein rasches Voranschreiten des Krankheitsverlaufs.

lich sind. So konnten in Studien beispielsweise Veränderungen an einer der beiden Vitamin-D-Hydroxylasen, dem Vitamin-D-Rezeptor oder am Vitamin-D-bindenden Protein direkt im Zusammenhang mit Autoimmunerkrankungen identifiziert werden.

Laut den Forschungsarbeiten des brasilianischen Arztes Dr. Cícero G. Coimbra lässt sich das Ausmaß der Vitamin-D-Resistenz durch die Messung des Parathormon-Status (PTH) bestimmen. (Das Parathormon ist ein Peptidhormon, das aus 84 Aminosäuren besteht und in den Nebenschilddrüsen gebildet wird.) Da Vitamin D den Spiegel des Parathormons senkt, ist die Reaktion des Parathormonspiegels auf die Gabe von Vitamin D ein guter Parameter zur Messung der Vitamin-D-Resistenz. Dementsprechend wird die für jeden Patienten individuell festgelegte Vitamin-D-Dosis anhand der Reaktion seines Parathormonspiegels ermittelt. Dabei kommen Tagesdosen zur (oralen) Anwendung, die nach dem aktuellen Wissensstand toxisch sein könnten – das Spektrum reicht von 10.000 bis zu 300.000 I. E. Ziel dieser Therapie ist es, bei den MS-Kranken auf einen PTH-Serumspiegel zu kommen, der nahe an der unteren Grenze des Normbereichs liegt. Laut Dr. Coimbra bleiben über 90 Prozent der MS-Patienten unter seinem Protokoll in dauerhafter Remission, das heißt, ihre Krankheitssymptome gehen (ganz) zurück oder lassen auf Dauer wenigstens deutlich nach.

Das Coimbra-Protokoll

Dr. Coimbra startet seine Behandlung in der Regel mit einer Tagesdosis von 1.000 I. E. Vitamin D pro Kilogramm Körpergewicht des betreffenden MS-Patienten und modifiziert die Dosis dann entsprechend der im Einzelfall labormedizinisch ermittelten PTH-Werte. Gleichzeitig müssen die MS-Kranken eine strenge kalziumarme Diät einhalten. Während der Therapie nach dem Coimbra-Protokoll sollten die Patienten zudem auf eine ausreichende tägliche Wasserzufuhr von mindestens 2,5 Litern achten und dazu viermal pro Tag 100 Milligramm Magnesium ergänzend einnehmen. Bestimmte Enzyme, die im Vitamin-D-Stoffwechsel als Katalysatoren (Reaktionsbeschleuniger) wirken, die sogenannten Hydroxylasen, sind auch abhängig von Vitamin B_2, weil die entsprechenden Enzyme in der Phase der Vitamin-D-Hydroxylierung mit Sauerstoff verbunden (oxidiert) werden. Um die Aktivität der Hydroxylasen zu unterstützen, wird die Supplementierung von Riboflavin (siehe S. 52 ff.) empfohlen (zum Beispiel viermal täglich 50 Milligramm).

MS-Patienten, die sich für das Coimbra-Protokoll interessieren, lege ich dringend ans Herz, unbedingt zuerst mit ihrem behandelnden Arzt oder Neurologen zu sprechen und das Coimbra-Protokoll ausschließlich unter fachärztlicher Kontrolle auszuprobieren – es ist im Internet auf vielen Seiten zu finden. Auf keinen Fall sollten Sie auf eigene Faust Vitamin D hoch dosiert einnehmen!

OSTEOPOROSE

Die Osteoporose ist eine Erkrankung des Knochenskeletts, die sich über viele Jahre unbemerkt entwickelt. Laut der Weltgesundheitsorganisation WHO zählt sie zu den zehn bedeutendsten Volkskrankheiten, und ihre Häufigkeit wird nach Ansicht von Experten in den nächsten Jahren dramatisch zunehmen. Man schätzt, dass alleine in Europa bis zum Jahr 2025 die Anzahl der Betroffenen von 28 Millionen auf 34 Millionen steigt. Medizinisch wird die Osteoporose als eine Skeletterkrankung mit verminderter Knochenmasse und geschwächter Knochenstruktur definiert. In manchen Fällen geben chronische Rückenbeschwerden und Erschütterungsschmerzen die ersten Hinweise auf die Ausbildung der Krankheit. Äußerlich sichtbare Zeichen der Osteoporose sind ein beginnender Rundrücken („Witwenbuckel") sowie eine starke Abnahme der Körpergröße. Dazu kommt eine verringerte Belastbarkeit beziehungsweise eine gesteigerte Empfindlichkeit: Schon ein geringer Stoß oder ein leichter Aufprall kann bei den Betroffenen Knochenbrüche verursachen. Besonders frakturgefährdet sind die Wirbelkörper, das Becken und der Oberschenkelhals. In Deutschland erleiden pro Jahr an die 160.000 Menschen einen Oberschenkelhalsbruch – 20 Prozent davon bleiben danach Pflegefälle!

Skelettdeformationen können auch zu Veränderungen an Muskeln, Sehnen und Bändern führen. Muskelverspannungen, Gleichgewichts- und Koordinationsstörungen sind die Folge. Für die Betroffenen bedeutet die Krankheit einen deutlichen Verlust ihrer Lebensqualität – das kann bis hin zu lebenslanger Invalidität und Pflegebedürftigkeit reichen. In Deutschland leiden bis zu acht Millionen Menschen an Osteoporose, davon über 75 Prozent Frauen. Das höchste Risiko für eine Osteoporoseerkrankung tragen Frauen nach den Wechseljahren, Männer mit Testosteronmangel und ganz allgemein Menschen ab dem 70. Lebensjahr.

Kalzium ist quantitativ unser wichtigster Knochenbaustoff. In den Knochen eines gesunden Erwachsenen stecken etwa 1.200 Gramm des Mineralstoffs. Das sind etwa 99 Prozent des Gesamtkörperbestands an Kalzium. Die Kalziumversorgung der Deutschen ist mit durchschnittlich 600 Milligramm pro Tag eindeutig zu gering – nur die wenigsten Menschen kommen tatsächlich auf ihren Tagesbedarf von 1.000 Milligramm Kalzium. Als optimal für Kinder im Alter zwischen zwei und acht Jahren gelten sogar 1.600 Milligramm Kalzium pro Tag, bei jungen Menschen im Alter zwischen neun und 17 Jahren reichen dann etwa 1.200 Milligramm pro Tag aus. Man sollte sich Kalzium aus der Nahrung, aber vor allem Kalzium in Form von Nahrungsergänzungsmitteln immer über den Tag verteilt zuführen.

Grundvoraussetzung für die optimale Aufnahme und gesunde Verwertung des Kalziums ist ein 25(OH)D-Status von mindestens 32 Nanogramm pro Milliliter (mindestens 80 Nanomol pro Liter). Vitamin D ist sozusagen der Schlüssel, der Kalzium die Tür öffnet, da das Sonnenhormon die Kalziumaufnahme aus dem Darm fördert und den Kalziumeinbau in die Knochen unterstützt. Ohne Vitamin D kann der Körper das Knochenmineral nicht richtig verwerten, das bedeutet, es kann sich nicht in den Knochen einlagern!

In der neuesten Metaanalyse im *New England Journal of Medicine* wurden die Originaldaten von 30.011 Teilnehmern aus elf Doppelblindstudien über Kalzium und die ausreichende Versorgung damit beziehungsweise deren Effekte zusammengefasst. Das klassische medizinstatistische Verfahren der *Intent-to-treat*-Analyse der 30.011 Personen ergab eine statistisch nicht signifikante Verringerung der Hüftfrakturenrate um 10 Prozent. Als man diese Wirkung jedoch im Zusammenhang mit den von den Probanden tatsächlich eingenommenen Vitamin-D-Mengen untersuchte, zeigte sich in der Gruppe mit der höchsten Dosierung (792 bis 2.000 I. E. Vitamin D pro Tag; im Mittelwert 800 I. E. Vitamin D pro Tag) im Vergleich mit den Personen aus der Kontrollgruppe eine statistisch sehr wohl signifikante Reduktion der Hüftfrakturen um 30 Prozent. Bei all jenen Teilnehmern, die pro Tag weniger als 792 I. E. Vitamin D supplementierten, war keine statistisch signifikante Reduktion der Hüftfrakturenrate belegbar. Eine vergleichbare Dosis-Wirkungsabhängigkeit ließ sich für alle nicht vertebralen Frakturen nachweisen. Die Subgruppenanalyse erbrachte bei den Gruppen mit der höchsten Vitamin-D-Dosierung – in allen Altersstufen, bei zu Hause und bei im Pflegeheim lebenden Senioren – eine signifikante Reduktion der Frakturenrate. Auf der Basis ihrer Ergebnisse nennt eine Knochenbiopsie-Studie mit 675 Patienten auch einen Schwellenwert der 25(OH)D-Spiegel von mehr als 75 Nanomol pro Liter beziehungsweise mehr als 30 Nanogramm pro Milliliter als Zielwert für einen gesunden Knochenstoffwechsel, ab dem keine Mineralisationsstörungen mehr nachweisbar sind.

RACHITIS UND OSTEOMALAZIE

Bei Säuglingen und Kleinkindern verursacht ein Vitamin-D-Mangel infolge einer unzureichenden Bildung von Kalziumphosphat-Produkten Störungen im Knochen- und Muskelstoffwechsel, die in ihrer schlimmsten Ausprägung als „Rachitis“ bekannt sind. Aktuell kommen in Deutschland bei Säuglingen und Kleinkindern immer wieder Fälle dieser klassischen Vitamin-D-Mangelkrankheit vor. Sobald Kinder anfangen, sich aufzustellen und laufen zu lernen, wirkt die Schwerkraft auf die weichen Knochen ein, dadurch bilden sich die für Rachitis typischen Verformungen, wie etwa stark ausgeprägte X- oder Säbelbeine, aus. Als weitere Symptome können Fehlstellungen der Beinachsen, eine trichterförmige Einsenkung des Brustbeins, Muskelschwäche (vor allem der unteren Extremitäten), Knochenschmerzen und eine erhöhte Infektanfälligkeit auftreten. Die schlaffe Muskulatur an der Bauchdecke führt zu einem sogenannten Froschbauch. Das gesamte Wachstum ist verlangsamt. Durch das Abflachen des Hinterkopfs und das Auftreiben der Schädelnähte kann sich bei den betroffenen Kindern sogar ein sogenannter Quadratschädel entwickeln.

Kindern vom ersten bis zum zwölften Lebensjahr empfehle ich die regelmäßige Einnahme von 1.000 bis 2.000 I. E. Vitamin D pro Tag und ab einem Alter von 13 Jahren 1.500 bis 2.000 I. E. Vitamin D täglich. Übergewichtige Kinder benötigen zur Aufrechterhaltung eines normalen 25(OH)D-Status zwei- bis dreimal so viel Vitamin D wie Normalgewichtige – in Abhängigkeit von ihrem Körpergewicht und ihrer Fettmasse.

Bis zum Anfang des 20. Jahrhunderts war ein Vitamin-D-Mangel in der Schwangerschaft unter anderem auch daran beteiligt, dass viele Frauen im Kindbett starben, das heißt, die Geburt ihres Kindes nicht überlebten. Vitamin-D-Mangel in der Gebärmutter *(in utero)* führt zu infantiler Rachitis bei den Babys, sie verursacht neben anderen Skelettfehlbildungen auch ein flaches und deformiertes Becken bei den werdenden Müttern. Für Frauen im gebärfähigen Alter konnte das verheerende Konsequenzen haben, weil ihr flaches Becken mit seinem kleinen Ausgang die Geburt erschwerte, wenn nicht sogar unmöglich machte. Die durch einen Vitamin-D-Mangel bedingten Störungen des Knochenstoffwechsels können auch dazu führen, dass der Beckenknochen unter der hohen Belastung der Geburt bricht. Eine unzureichende Versorgung mit Vitamin D bewirkt zudem eine Schwäche der Gebärmutter- und der Rumpfmuskulatur. Zur Rumpfmuskulatur werden Rücken-, Brust-, Bauch-, Beckenbodenmuskulatur sowie das Zwerchfell gezählt.

Beim Erwachsenen führt ein Vitamin-D-Mangel zu einer schmerzhaften Knochenerweichung, der Osteomalazie. Dabei geraten die Prozesse der Knochenneubildung und des Knochenabbaus aus dem Gleichgewicht. Die niedrigen Kalziumspiegel im Blut lassen bei einem Vitamin-D-Mangel [25(OH)D weniger als 20 Nanogramm pro Milliliter] die Parathormonkonzentrationen ansteigen. Die erhöhten Spiegel des Parathormons fördern den Verlust von Phosphat über den Urin und wirken muskelkatabol (muskelabbauend). Die Folge ist eine unzureichende Bildung von Kalziumphosphat-Produkten, die der Knochen für seine Mineralisierung jedoch benötigen würde. Durch die Störung der Knochenmineralisierung wird der Knochen nicht genügend gehärtet. Die unzureichende Mineralisierung der Knochengrundsubstanz führt zusätzlich zu anhaltenden Knochenschmerzen in Armen und Beinen, Brust, Becken oder in der Wirbelsäule. Im Vordergrund stehen ein durchgängiger Knochenschmerz, zudem entwickelt sich aufgrund der muskelabbauenden Wirkung des Parathormons eine allgemeine Muskelschwäche. Als Ursache gilt eine Schmerzentstehung im Bereich der Knochenhaut, die gut innerviert (mit Nervengewebe versorgt) ist. Der Vitamin-D-Mangel dürfte zu einer unzureichenden Mineralisierung der Gelatin-Matrix unter der Knochenhaut führen, sodass diese angehoben und dadurch schmerzempfindlicher wird. Die Betroffenen leiden aufgrund des Vitamin-D-Mangels häufig unter anhaltender Abgeschlagenheit, Erschöpfung, Müdigkeit und Muskelschwäche (siehe Fibromyalgie). Zusätzlich können Gangstörungen („Watschelgang"), Gelenkschmerzen, Rückenschmerzen und Muskelschwund auftreten, die das Risiko für Stürze und Hüftfrakturen erhöhen. In einer amerikanischen Studie wurde bei 93 Prozent der 150 untersuchten Patienten im Alter zwischen zehn und 65 Jahren, die über unspezifische Muskel- und Knochenschmerzen klagten, ein Vitamin-D-Mangel festgestellt.

SCHILDDRÜSENERKRANKUNGEN

Unsere Schilddrüse, das schmetterlingsförmige, im Hals unterhalb des Schildknorpels des Kehlkopfs und vor der Luftröhre gelegene Organ, ist normalerweise von außen nicht sichtbar. Sie wiegt bei Frauen etwa 18 Gramm, bei Männern bis 25 Gramm. Die Schilddrüse aktiviert und steuert zentrale Stoffwechselvorgänge, etwa die Körpertemperatur, den Sauerstoffverbrauch, den Energiestoffwechsel und die Herzfunktion. Sie aktiviert den Fettstoffwechsel, die Schweiß- und Talgdrüsen der Haut, die Darmtätigkeit, ist für Wachstumsprozesse unentbehrlich und beeinflusst die Psyche. Störungen der Schilddrüsenfunktion haben daher weitreichende Folgen für den gesamten Organismus und damit für den ganzen Menschen.

Erkrankungen der Schilddrüse können sich auf vielfältige Weise bemerkbar machen: Bei einer Über- oder Unterfunktion der Schilddrüse treten typischerweise Befindlichkeitsstörungen (zum Beispiel Depressionen, Konzentrationsschwäche, Müdigkeit) und Stoffwechselstörungen (zum Beispiel Gewichtszunahme, Zyklusstörungen) auf. Eine Entzündung der Schilddrüse (Thyreoiditis) kann, muss aber nicht schmerzhaft sein. Eine Vergrößerung der Schilddrüse (Hyperthyreose) mag sich beispielsweise durch Druck- oder Engegefühl des Organs, Schlaflosigkeit, Nervosität, Herzrhythmusstörungen und Wärmeintoleranz äußern. Es gibt jedoch auch Schilddrüsenerkrankungen, bei denen das Organ tatsächlich entzündet ist, die aber lange Zeit ohne Symptome verlaufen und erst im fortgeschrittenen Stadium Beschwerden auslösen.

Zwei wichtige Formen dieser Schilddrüsenentzündung basieren auf einer fehlgeleiteten Abwehrreaktion des körpereigenen Immunsystems. Dabei handelt es sich um die sogenannte Hashimoto-Thyreoiditis und den Morbus Basedow. Während die Hashimoto-Thyreoiditis zunächst mit einer Schilddrüsenüberfunktion einhergeht, später aber zu einer zunehmenden Zerstörung des Drüsengewebes und einer dauerhaften Unterfunktion (Hypothyreose) führt, ist der Morbus Basedow stets mit einer Schilddrüsenüberfunktion (Hyperthyreose) verbunden.

Die wichtigste Therapiemaßnahme bei der Hashimoto-Thyreoiditis ist die Beseitigung der Schilddrüsenunterfunktion durch den individuell angepassten und frühzeitigen Einsatz des Schilddrüsenhormons Levothyroxin (L-Thyroxin, T4). Bei Morbus Basedow werden die Symptome der Schilddrüsenüberfunktion in der Regel mit Thyreostatika (zum Beispiel Carbimazol, Propylthiouracil) behandelt, das heißt mit Medikamenten zur Drosselung der Produktion von Schilddrüsenhormonen.

Bei der Hashimoto-Thyreoiditis handelt es sich um eine über Jahre verlaufende schmerzlose Entzündung der Schilddrüse, die auf einer Autoimmunerkrankung basiert und wobei das Schilddrüsengewebe teilweise oder vollständig zerstört wird. Sie wird daher auch „Autoimmunthyreoiditis" (AIT) genannt. Jeder zehnte Bundesbürger trägt die Veranlagung in sich, an einer autoimmunen Schilddrüsenentzündung zu erkranken. In Deutschland sind dies immerhin über sieben Millionen Frauen und über 800.000 Männer.

Die Autoimmunthyreoiditis tritt überwiegend zwischen dem 30. und 50. Lebensjahr auf. Frauen sind etwa achtmal häufiger betroffen als Männer. Die Hashimoto-Thyreoiditis ist daher die häufigste Ursache einer sogenannten primären Schilddrüsenunterfunktion, das heißt einer Schilddrüsenunterfunktion, die sich nicht als Folge anderer Erkrankungen ausbildet. Bei der Hashimoto-Thyreoiditis versucht die Schilddrüse, die Unterfunktion durch eine vermehrte Gewebebildung („Kropf") auszugleichen. Die Hashimoto-Thyreoiditis ist mit entzündlichen Prozessen verbunden, die in der frühen Phase symptomlos verlaufen und deshalb häufig nicht erkannt werden. Im weiteren Verlauf kommt es zu einem großen Einstrom von Lymphozyten (weißen Blutkörperchen) in die Schilddrüse. Diese richten sich gegen das

Schilddrüsengewebe und greifen es an, die Zellen werden zerstört und das Gewebe verhärtet. Die Folge: Das Schilddrüsengewebe kann nicht mehr beziehungsweise nicht mehr in ausreichendem Maß Schilddrüsenhormone bilden. Das Ergebnis der klinischen Untersuchung Betroffener zeigt einen nicht schmerzhaften Kropf. Das klinische Bild der Hashimoto-Thyreoiditis wird im fortgeschrittenen Stadium durch die Symptome der Schilddrüsenunterfunktion geprägt, dazu gehören beispielsweise Müdigkeit, Leistungs- und Muskelschwäche, Kälteempfindlichkeit, Kribbeln an Händen und Füßen. Die Hashimoto-Thyreoiditis tritt sehr häufig in Verbindung mit anderen Autoimmunkrankheiten auf wie der sogenannten atrophischen Gastritis (chronische Magenschleimhautentzündung, Typ-A-Gastritis) und der perniziösen Anämie (einer speziellen Form der Anämie mit Namen Morbus Biermer).

Verschiedene Studien belegen, dass Patienten mit Hashimoto-Thyreoiditis im Vergleich zu gesunden Personen signifikant erniedrigte 25(OH)D-Spiegel im Blutserum aufweisen. Dabei steht der Vitamin-D-Mangel im direkten Zusammenhang mit einem Anstieg der Antikörperspiegel (zum Beispiel TPO-[Thyreoperoxidase-]Antikörper) sowie mit der Dauer, Schwere und dem Fortschreiten (Progression) der entzündlichen Schilddrüsenerkrankung bis hin zur klinisch erkennbaren (manifesten) Hypothyreose. Einige unspezifische Beschwerden des Vitamin-D-Mangels wie Müdigkeit, Gelenkschmerzen und Leistungsabfall überschneiden sich mit den Symptomen der Hashimoto-Thyreoiditis. Außer in vielen anderen Organen sind auch in der Schilddrüse Rezeptoren für das Vitamin-D-Hormon nachgewiesen worden. Störungen des Immunsystems als Folge eines Vitamin-D-Mangels können das Entzündungsgeschehen in der Schilddrüse verstärken.

In einer aktuellen Studie an Patienten mit Vitamin-D-Mangel und Hashimoto-Thyreoiditis wurde über vier Monate der Einfluss einer Vitamin-D-Supplementierung (1.200 bis 4.000 I. E. Vitamin D pro Tag oral verabreicht) auf die Schilddrüsenfunktion und Krankheitsaktivität untersucht. Dabei stieg der 25(OH)D-Spiegel von 14,6 auf 45,7 Nanogramm pro Milliliter und die TPO-Antikörper-Spiegel fielen als Zeichen einer reduzierten Krankheitsaktivität klar um 20,3 Prozent (364 ± 181 → 290 ± 116 I. E. pro Milliliter). Obwohl dieser Abfall auf den ersten Blick relativ gering erscheinen mag, ist er doch umso bedeutender, weil die TPO-Antikörper über die Aktivierung des C3-Komplements direkt an der Zerstörung gesunder Schilddrüsenzellen beteiligt sind. Das C3-Komplement ist ein Eiweiß, das zusammen mit mehreren anderen Proteinen ein System zur Abwehr von Erregern im Blut bildet und bei Entzündungsprozessen eine Rolle spielt. Es ist eng verzahnt mit unserem Immunsystem.

Falls Sie an einer Hashimoto-Thyreoiditis leiden, sollten Sie in jedem Fall auch neben Ihrem Vitamin-D-Status Ihre Versorgung mit Selen und Vitamin B_{12} kontrollieren lassen.

VITAMIN-D-MANGEL BEI LEISTUNGSSPORTLERN

Die enorme Wirkkraft des Sonnenhormons und sein hoher Gesundheitsnutzen liegen nicht nur in der Vorbeugung gegen zahlreiche chronische Erkrankungen, sondern auch in der Optimierung der physischen und psychischen Leistungsfähigkeit (Metabolic Tuning). Daher verwundert es nicht, dass das Thema Vitamin D bei Leistungssportlern ebenfalls voll angesagt ist. Genau wie die übrige Bevölkerung können auch Leistungssportler von einem Vitamin-D-Mangel betroffen sein, obwohl sie häufig im Freien trainieren. Die Leistungsfähigkeit eines Athleten hängt direkt von seinem Vitamin-D-Status ab. Vitamin D begünstigt rezeptorunabhängig den Kalziumeinstrom in die Muskelfasern und fördert durch eine direkte Bindung an spezifische intrazelluläre (in den Zellen sitzende) Vitamin-D-Rezeptoren in der Muskulatur die Synthese von Muskelproteinen. Die Ausbildung des Rezeptor-Gens nimmt mit steigendem Alter ab, das dürfte den altersabhängigen Verlust von Muskelmasse wohl mindestens zum Teil erklären. In der Muskulatur beeinflusst Vitamin D den Kalziumstoffwechsel, steigert die Muskelkraft sowie die Entwicklung und die Regeneration von Muskelzellen. Der stärkste Effekt auf die Muskelkraft wird erreicht bei einem 25(OH)D-Status von mindestens 40 Nanogramm pro Milliliter. Auch das Verletzungsrisiko von Sportlern und ihre Anfälligkeit für banale grippale Infekte werden durch einen guten Spiegel des Sonnenhormons signifikant gesenkt. In diesem Zusammenhang spielen vor allem Stressfrakturen eine große Rolle, die vor allem Athleten mit Vitamin-D-Mangel bei Kraftausdauersportarten (zum Beispiel Profitennis) erleiden.

In einer Studie aus dem Jahr 2013 mit Leistungssportlern und einer gesunden Kontrollgruppe wurde zunächst der 25(OH)D-Status aller Teilnehmer erfasst. Ergebnis: Über 60 Prozent (38 von 61) der Athleten und über 70 Prozent (22 von 30) der Angehörigen der gesunden Kontrollgruppe litten unter einem Vitamin-D-Mangel [25(OH)D weniger als 20 Nanogramm pro Milliliter]. Im Anschluss erhielt ein Teil der Leistungssportler über einen Zeitraum von acht Wochen täglich 5.000 I. E. Vitamin D, die anderen ein Placebo. Unter der Supplementierung stieg der 25(OH)D-Status in der „Vitamin-D-Gruppe" signifikant an – von 11,6 Nanogramm pro Millilter auf 41,2 Nanogramm pro Milliliter –, während die Placebogruppe keine signifikanten Änderungen aufwies [25(OH)D: 21,2 plus minus 11,6 Nanogramm pro Millilter beziehungsweise 29,6 ± 9,6 Nanogramm pro Millilter]. Nach acht Wochen ließ sich bei den mit Vitamin D versorgten Athleten eine deutliche Leistungssteigerung im Zehn-Meter-Sprint und in der vertikalen Sprungkraft nachweisen. Die Ergebnisse dieser prospektiven Studie belegen eindrucksvoll den nachteiligen Einfluss eines Vitamin-D-Mangels auf die Leistungsfähigkeit von Leistungssportlern.

In den USA hat man bereits begonnen, Football-Teams konsequent mit Vitamin D zu versorgen. Der Erfolg kann sich sehen lassen: eine Reduktion des Verletzungsrisikos um 50 Prozent. Das ist im Profisport natürlich von unschätzbarem Wert! Zusätzlich zur Verbesserung der physischen Konstitution der Athleten und dem dadurch ermöglichten effektiveren Training kommt noch ein weiterer Vorteil: Es werden zudem verletzungsbedingte finanzielle Aufwendungen und Mehrkosten infolge von Spielausfällen für die entsprechenden Vereine drastisch gesenkt. Metabolic Tuning im Leistungssport mit Vitamin D auf der ganzen Ebene!

AUSBLICK

Ein Mangel oder eine Unterversorgung mit Vitamin D ist ein globales Gesundheitsproblem, von dem weltweit über eine Milliarde Kinder und Erwachsene betroffen sind. Die damit verbundenen Folgen sollten vonseiten der Gesundheitspolitik nicht unterschätzt werden. Denn eine Vielzahl von akuten und chronischen Krankheiten unterschiedlichster Entwicklung ist untrennbar mit einem Vitamin-D-Mangel verbunden. Dazu zählen unter anderem Adipositas, Autoimmunerkrankungen (zum Beispiel multiple Sklerose und Typ-1-Diabetes), bakterielle und virale Infektionskrankheiten, Dentalkaries und Knochenstörungen in der Kindheit sowie Herz-Kreislauf-Erkrankungen (zum Beispiel Schlaganfall), verschiedene Krebsarten (zum Beispiel Brust- und Darmkrebs), Osteomalazie, Parodontitis, Schwangerschaftskomplikationen, Typ-2-Diabetes sowie neurologische Erkrankungen (zum Beispiel Morbus Alzheimer). Zudem spielt das Sonnenhormon seit Beginn der Evolution bereits eine zentrale Rolle für die Entwicklung und das Überleben der Menschheit. Wer seine mentale und physische Gesundheit, Lebensfreude und Schaffenskraft von Kindheit an bis ins hohe Lebensalter bewahren und das persönliches Risiko – auch das seiner Liebsten – für Zivilisationskrankheiten senken möchte, der sollte sich unbedingt mit diesem wunderbaren Sonnenhormon beschäftigen und in seinem sozialen Umfeld das Wissen darüber propagieren. In den letzten Jahren hat sich Vitamin D durch die aktuelle Forschung neben einer gesunden Lebensführung vom Knochenvitamin zu einem der wichtigsten Säulen für eine erfolgreiche Prävention gemausert. Alleine im zurückliegenden Jahrzehnt wurden regelmäßig neue Funktionen des Sonnenhormons entdeckt, sodass damit zu rechnen ist, dass diese ohnehin schon beeindruckende Liste noch lange nicht ein Ende erreicht hat.

Ich wünsche Ihnen viel Spaß beim Anwenden und Vermehren der gewonnenen Erkenntnisse zu Vitamin D!

REFERENZEN/LITERATURBELEGE FÜR DIE EINZELNEN BUCHTEILE

Teil I

Baggerly CA, Cuomo RE, French CB et al., Sunlight and vitamin D: Necessary for Public Health, *J Am Coll Nutr*, 2015; 34 (4): 359–365

Clamp M, Fry B, Kamal M et al., Distinguishing protein-coding and noncoding genes in the human genome, *Proc Natl Acad Sci U S A*, 2007; 104 (49): 19428–19433

Domarus C, Brown J, Barvencik F, Amling M, Pogoda P, „How Much Vitamin D Do We Need for Skeletal Health?“, Clin Orthop Relat Res, 2011; 469: 3127–3133

Ginde AA, Wolfe P, Camargo CA Jr, Schwartz RS, Defining vitamin D status by secondary hyperparathyroidism in the US population, *J Endocrinol Invest*, 2012; 35: 42–48

Gröber U, Holick MF. *Vitamin D – Die Heilkraft des Sonnenvitamins*, Wissenschaftliche Verlagsgesellschaft, Stuttgart, 3. Auflage 2015

Gröber U, Holzhauer P, Kisters K, Holick MF, Adamietz IA, „Micronutrients in Oncological Intervention“, *Nutrients*, 2016; 8 (3). pii: E163; doi: 10.3390/nu8030163

Gröber U, Schmidt J, Kisters K, „Magnesium in Prevention and Therapy“. *Nutrients*, 2015; 7 (9): 8199–8226

Gröber U, Reichrath J, Holick MF, „Live longer with vitamin D?“, *Nutrients*, 2015; 7 (3): 1871–1880

Gröber U, Reichrath J, Holick MF, Kisters K, „Vitamin K: an old vitamin in a new perspective“, *Dermatoendocrinol*, 2015; 6 (1): e968490; doi: 10.4161/19381972.2014.968490

Gröber U, Kisters K, Adamietz IA, „Vitamin D in oncology: Update 2015“, *Med Monatsschr Pharm*, 2015; 38 (12): 512–516

Gröber U, Reichrath J, Kisters K, Holick, MF, „Vitamin D. Update 2013. From rickets prophylaxis to general healthcare“, *Dermatoendocrinol*, 2013; 5: 3, e2: 331–347

Gröber U, Kisters K, „Influence of drugs on vitamin D and calcium metabolism“. *Dermatoendocrinol*, 2012; 4 (2): 158–166

Gröber U, Holick MF, Kisters K, „Vitamin D and drugs“. *Med Monatsschr Pharm*, 2011; 3 4(10): 377–387

Gröber U, „Vitamin D – an old vitamin in a new perspective“, *Med Monatsschr Pharm*, 2010; 33 (10): 376–383

Hoel DG, Berwick M, de Gruijl FR, Holick MF, „The risks and benefits of sun exposure 2016“, *Dermatoendocrinol*. 2016; 8 (1): e1248325

Holick MF, Matsuoka LY, Wortsman J, „Age, vitamin D, and solar ultraviolet“, *Lancet* 1989, 2 (8671): 1104–1105

Holick MF, Schnoes HK, DeLuca HF et al., „Isolation and identification of 1,25-dihydroxycholecalciferol. A metabolite of vitamin D active in intestine". *Biochemistry* 1971, 10 (14): 2799–2804

Holick MF, Schnoes HK, DeLuca HF, „Identification of 1,25-dihydroxycholecalciferol, a form of vitamin D3 metabolically activ in the intestine", *Proc Natl Acad Sci USA* 1971, 68 (4): 803–804

Holick MF, DeLuca HF, Avioli LV, „Isolation and identification of 1,25-dihydroxycholecalciferol from human plasma", *Arch Intern Med*, 1972; 129 (1): 56–61

Holick MF, „Sunlight „Dilemma: risk of skin cancer or bone disease and muscle weakness", *Lancet* 2001, 357 (9249): 4–6

Holick MF, „Vitamin D deficiency", *N Engl J Med*, 2007; (3): 266–281

Hollis BW, Pittard WB III, Reinhardt TA, „Relationships among vitamin D, 25-hydroxyvitaminD, and vitamin D–binding protein concentrations in the plasma and milk of human subjects", *J Clin Endocrinol Metab*, 1986; 62: 41–44

Hollis BW, Wagner CL. „Normal serum vitamin D levels", *N Eng J Med*, 2005; 352 (5): 515–516

Hollis BW, Wagner CL, Drezner MK, Binkley NC, „Circulating vitamin D3 and 25-hydroxyvitamin D in humans: An important tool to define adequate nutritional vitamin D status", *J Steroid Biochem Mol Biol*. 2007; 103 (3–5): 631–634

Hollis BW, Johnson D, Hulsey TC, Ebeling M, Wagner CL, „Vitamin D supplementation during pregnancy: double-blind, randomized clinical trial of safety and effectiveness", *J Bone Miner Res*, 2011; 26 (10): 2341–2357

Hollis BW, Wagner CL, „Clinical review: The role of the parent compound vitamin D with respect to metabolism and function: Why clinical dose intervals can affect clinical outcomes", *J Clin Endocrinol Metab*, 2013; 98 (12): 4619–4628

Hollis BW, Wagner CL, Howard CR et al., „Maternal Versus Infant Vitamin D Supplementation During Lactation: A Randomized Controlled Trial", *Pediatrics*, 2015; 136 (4): 625–634

Hollis BW, Wagner CL, „Vitamin D supplementation during pregnancy: Improvements in birth outcomes and complications through direct genomic alteration", *Mol Cell Endocrinol*. 2017 pii: S0303-7207 (17) 30052-7; doi: 10.1016/j.mce.2017.01.039

Huldschinsky K, „Heilung von Rachitis durch künstliche Höhensonne", *Dtsch Med Wochenschr*, 1919; 712–713

Kimball SM, Mirhosseini N, Holick MF, Evaluation of vitamin D3 intakes up to 15,000 international units/day and serum 25-hydroxyvitamin D concentrations up to 300 nmol/l on calcium metabolism in a community setting. *Dermatoendocrinol*. 2017; 9 (1): e1300213; doi: 10.1080/19381980.2017.1300213

Luxwolda MF, Kuipers RS, Kema IP et al., „Traditionally living populations in East Africa have a mean serum 25-hydroxyvitamin D concentration of 115 nmol/l“, *Br J Nutr*, 2012; 108: 1557–1561

Pludowski P, Holick MF, Grant WB et al., „Vitamin D supplementation guidelines“, *J Steroid Biochem Mol Biol*. 2017; pii: S0960-0760(17)30031-6; doi: 10.1016/j.jsbmb.2017.01.021. [Online-Vorabveröffentlichung]

Wacker M, Holick MF, „Vitamin D-Effects on skeletal and extraskeletal health and the need for upplementation“, *Nutrients*, 2013; 5 (1): 111–148

Urbain P, Jakobsen J, „Dose-Response Effect of Sunlight on Vitamin D_2 Production in Agaricus bisporus Mushrooms“, *J Agric Food Chem*, 2015; 63 (37): 8156–8161

Urbain P, Valverde J, Jakobsen J, „Impact on Vitamin D_2, Vitamin D4 and Agaritine in Agaricus bisporus Mushrooms after Artificial and Natural Solar UV Light Exposure“, *Plant Foods Hum Nutr*, 2016; 71 (3): 314–321

Urbain P, Singler F, Ihorst G, Biesalski HK, Bertz H, „Bioavailability of vitamin D_2 from UV-B-irradiated button mushrooms in healthy adults deficient in serum 25-hydroxyvitamin D: a randomized controlled trial“, *Eur J Clin Nutr*, 2011; 65 (8): 965–971.

Biesalski HK, „Vitamin D recommendations: beyond deficiency“, *Ann Nutr Metab*, 2011; 59 (1): 10–16

Cannell JJ, Vieth R, Willett W et al., „Cod liver oil, vitamin A toxicity, frequent respiratory infections, and the vitamin D deficiency epidemic“, *Ann Otol Rhinol Laryngol*, 2008; 117 (11): 864–870

Coburn JW, Hartenbower DL, Norman AW, „Metabolism and Action of the Hormone Vitamin D“, *West J Med*, 1974; 121 (1): 22–44

Huang ZB, Wan SL, Lu YJ et al., „Does vitamin K_2 play a role in the prevention and treatment of osteoporosis for postmenopausal women: a meta-analysis of randomized controlled trials“. *Osteoporos Int*, 2015; 26 (3): 1175–1186

Gröber U, Kisters K, „Vitamin K – in der Prävention und Therapie“, *EHK* 2016; 65: 184–191

Gröber U, Kisters K, „Das Ultraspurenelement Bor“, *OM – Zs f Orthomol Med*. 2015; 4: 9–15

Garland CF, Kim JJ, Mohr SB et al., „Meta-analysis of all-cause mortality according to serum 25-hydroxyvitamin D“. *Am J Public Health*, 2014; 104 (8): e43–50

Miljkovic D, Miljkovic N, McCarty M, „Up-regulatory impact of boron on vitamin D function – does it reflect inhibition of 24-hydroxylase?“, *Med Hypotheses*, 2004; 63 (6): 1054–1056

Pinto JT, Cooper AJ, „From cholesterogenesis to steroidogenesis: role of riboflavin and flavoenzymes in the biosynthesis of vitamin D“, *Adv. Nutr*, 2014; 5 (2): 144–163

Sergeev IN, Kim RH, Arkhapchev IuP, Kodentsova VM, Alekseeva IA, „Metabolism of 25-hydroxyvitamin D3 in the kidney and nuclear receptors of 1,25-dihydroxyvitamin D3 in small intestine mucosa of rats with vitamin B_2 deficiency", *Vopr Med Khim*,.1987; 33 (6): 96–103

Zofkova I, Davis M, Blahos J, „Trace elements have beneficial, as well as detrimental effects on bone homeostasis", *Physiol Res*. 2017 [Online-Vorabveröffentlichung]

Pizzorno L, „Nothing Boring About Boron", *Integr Med (Encinitas)*, 2015; 14 (4): 35-48

Portale AA, Halloran BP, Murphy MM et al., „Oral intake of phosphorus can determine the serum concentration of 1, 25-dihydroxyvitamin D by determining its production rate in humans", *J Clin Invest*, 1986; 77 (1): 7–12

Reddy V, Sivakumar B, „Magnesium-dependent vitamin-D-resistant rickets", *Lancet*, 1974; 1 (7864): 963-965

Levine BS, Brautbar N, Walling MW, Lee DB, Coburn JW, „Effects of vitamin D and diet magnesium on magnesium metabolism", *Am J Physiol*, 1980; 239 (6): E515–E523

Hanna S, „Influence of large doses of vitamin D on magnesium metabolism in rats", *Metabolism*, 1961; 10: 735–734

Johansson S, Melhus H, „Vitamin A antagonizes calcium response to vitamin D in man", *J Bone Miner Res*, 2001; 16 (10): 1899–1905

Matsuzaki H, Katsumata Sh-i, Kajita Y et al., „Magnesium deficiency regulates vitamin D metabolizing enzymes and type II sodium-phosphate cotransporter mRNA expression in rats", *Magnesium Research*, 2013; 26 (2): 83–86

Medalle R, Waterhouse C, Hahn TJ, „Vitamin D resistance in magnesium deficiency", *Am J Clin Nutr*, 1976; 29 (8): 854–858

Meintzer RB, Steenbock H. „Vitamin D and magnesium absorption", *J Nutr*, 1955; 56 (2): 285–294

Reddy V, Sivakumar B, „Magnesium-dependent vitamin-D-resistant rickets", *Lancet*, 1974; 1 (7864): 963–965

Sanchez-Martinez R, Castillo AI, Steinmeyer A et al., „The retinoid X receptor ligand restores defective signalling by the vitamin D receptor", *EMBO Rep*. 2006; 7 (10): 1030–1034

Spiesman IG, „Massive Doses of Vitamins A and D in the Prevention of the Common Cold", *Arch Otolaryng*, 1941: 34: 787

Teil II

Bittenbring JT, Neumann F, Altmann B et al., „Vitamin D deficiency impairs rituximab-mediated cellular cytotoxicity and outcome of patients with diffuse large B-cell lymphoma treated with but not without rituximab", *J Clin Oncol*, 2014; 32 (29): 3242–3248

Glueck CJ, Lee K, Prince M et al., „Low serum vitamin D, statin associated muscle symptoms, vitamin D supplementation", *Atherosclerosis*, 2017; 256: 125–127

Gröber, U, *Arzneimittel und Mikronährstoffe. Medikationsorientierte Supplementierung.* Wissenschaftliche Verlagsgesellschaft, Stuttgart, 4., aktualisierte und erweiterte Auflage, **2017**

Gröber U, Holick MF, Kisters K, „Vitamin D and drugs", *Med Monatsschr Pharm*, 2011; 34 (10): 377–387

Gröber U, Holzhauer P, Kisters K, Holick MF, Adamietz IA, „Micronutrients in Oncological Intervention", *Nutrients*. 2016; 8 (3): 163; doi: 10.3390/nu8030163.

Gröber U, Kisters K, „Influence of drugs on vitamin D and calcium metabolism". *Dermatoendocrinol*, 2012; 4 (2): 158–166

Holick MF, „Stay tuned to PXR: an orphan actor that may not be D-structive only to bone", *J Clin Invest*, 2005; 115 (1): 32–34

Teil III

Anti-Aging: Länger leben mit Vitamin D

Gröber U, Reichrath J, Holick MF, „Live longer with vitamin D?", *Nutrients*, 2015; 7 (3): 1871–1880

Richards JB, Valdes AM, Gardner JP et al., „Higher serum vitamin D concentrations are associated with longer leukocyte telomere length in women", *Am J Clin Nutr*, 2007; 86 (5): 1420–1425

Atemwegsinfekte

Bergman P, Lindh AU, Björkhem-Bergman L, Lindh JD, „Vitamin D and Respiratory Tract Infections: A Systematic Review and Metaanalysis of Randomized Controlled Trials", *PLoS One*, 2013; 8 (6): e65835

Cannell JJ, Vieth R, Umhau JC, Holick MF et al., „Epidemic influenza and vitamin D".

Epidemiol Infect, 2006; 134 (6): 1129–1140

Greiller CL, Martineau, AR, „Modulation of the Immune Response to Respiratory Viruses by Vitamin D", *Nutrients*, 2015, 7, 4240–4270; doi:10.3390/nu7064240

Martineau AR, Jolliffe DA, Hooper RL et al., „Vitamin D supplementation to prevent acute respiratory tract infections: systematic review and meta-analysis of individual participant data", *BMJ*, 2017 Feb 15;356:i6583; doi: 10.1136/bmj.i6583

Monlezun DJ, Bittner EA, Christopher KB et al., „Vitamin D Status and Acute Respiratory Infection: Cross Sectional Results from the United States National Health and Nutrition Examination Survey, 2001–2006“, *Nutrients,* 2015, 7, 1933–1944; doi:10.3390/nu7031933

Hope-Simpson RE, „The role of season in the epidemiology of influenza“, *Journal of Hygiene,* 1981; 86: 35–47

Zhang, YG, Wu S, Sun J, „Vitamin D, vitamin D receptor and tissue barriers“, *Tissue Barriers*, 2013; 1 (1): e23118

Zittermann A, Pilz S, Hoffmann H, März W, „Vitamin D and airway infections: a European perspective“, *Eur J Med Res,* 2016; 21: 14; doi: 10.1186/s40001-016-0208-y

Aufmerksamkeits-Defizit-Hyperaktivitäts-Syndrom (ADHS)

Cui X, Pertile R, Liu P, Eyles DW, „Vitamin D regulates tyrosine hydroxylase expression: N-cadherin a possible mediator“, *Neuroscience*,2015; 304: 90-100

Bala KA, Doğan M, Kaba S et al., „Hormone disorder and vitamin deficiency in attention deficit hyperactivity disorder (ADHD) and autism spectrum disorders (ASDs)“, *J Pediatr Endocrinol Metab,*2016; 29 (9): 1077–1082

Mohammadpour N, Jazayeri S, Tehrani-Doost M et al., „Effect of vitamin D supplementation as adjunctive therapy to methylphenidate on ADHD symptoms: A randomized, double blind, placebo-controlled trial“, *Nutr Neurosci,* 2016; 7: 1–8

Mossin MH, Aaby JB, Dalgård C et al., „Inverse associations between cord vitamin D and attention deficit hyperactivity disorder symptoms: A child cohort study“, *Aust N Z J Psychiatry*, **2016**; pii: 0004867416670013 [Online-Vorabveröffentlichung]

Meyer T, Becker A, Sundermann J et al., „Attention deficit-hyperactivity disorder is associated with reduced blood pressure and serum vitamin D levels: results from the nationwide German Health Interview and Examination Survey for Children and Adolescents (KiGGS)“, *Eur Child Adolesc Psychiatry*, 2017; 26 (2): 165–175

Föcker M, Antel J, Ring S et al., „Vitamin D and mental health in children and adolescents“, *Eur Child Adolesc Psychiatry*, 2017; doi: 10.1007/s00787-017-0949-3

Achkar M, Dodds L, Giguère Y, et al., „Vitamin D status in early pregnancy and risk of preeclampsia“, *Am J Obstet Gynecol*, 2015; 212 (4): 511.e1-7

Eilander A, Gera T, Sachdev HS et al., „Multiple micronutrient supplementation for improving cognitive performance in children: systematic review of randomized controlled trials“, *Am J Clin Nutr,* 2010; 91 (1): 115–130

Holick MF, „The D-lightful vitamin D for child health", *JPEN J Parenter Enteral Nutr*, 2012; 36 (1 Suppl): 9S–19S

Thierfelder W, Dortschy R, Hintzpeter B et al., „Biochemical measures in the german health interview and examination survey for children and adolescents (KiGGS)", *Bundesgesundheitsblatt Gesundheitsforschung Gesundheitsschutz*, 2007; 50 (5–6): 757–770

Morales E, Julvez J, Torrent M et al., „Vitamin D in Pregnancy and Attention Deficit Hyperactivity Disorder-like Symptoms in Childhood", *Epidemiology*, 2015; 26 (4): 458-465

Patrick RP, Ames BN, „Vitamin D and the omega-3 fatty acids control serotonin synthesis and action, part 2: relevance for ADHD, bipolar disorder, schizophrenia, and impulsive behavior", *FASEB J*, 2015; 29 (6): 2207–2222

Alzheimer-Erkrankung

Annweiler C, „Vitamin D in dementia prevention", *Ann N Y Acad Sci*, 2016; 1367 (1): 57–63

Annweiler C, Dursun E, Féron F et al., „Vitamin D and cognition in older adults: international consensus guidelines", *Geriatr Psychol Neuropsychiatr Vieil*, 2016; 14 (3): 265–273; doi: 10.1684/pnv.2016.0613

Annweiler C, Karras SN, Anagnostis P, Beauchet O, „Vitamin D supplements: a novel therapeutic approach for Alzheimer patients", *Front Pharmacol*, 2014; 5: 6; doi: 10.3389/fphar.2014.00006. eCollection 2014

Nimitphong H, Holick MF, „Vitamin D, neurocognitive functioning and immunocompetence", *Curr Opin Clin Nutr Metab Care*, 2011; 14 (1): 7–14

Gröber U, Kisters K, „Neuroenhancement with vitamins and other micronutrients?", *Pharmakon*, **2015**; 3 (3): 231–237

Holick MF, „Vitamin D and brain health: the need for vitamin D supplementation and sensible sun exposure", *J Intern Med*, 2015; 277 (1): 90–93

Pertile RA, Cui X, Eyles DW, „Vitamin D signaling and the differentiation of developing dopamine systems", *Neuroscience*, 2016; 333:193-203

Lemire P, Brangier A, Beaudenon M, Duval GT, Annweiler C. „Cognitive changes under memantine according to vitamin D status in Alzheimer patients: An exposed/unexposed cohort pilot study", *J Steroid Biochem Mol Biol*. 2016; pii: S0960-0760(16)30366-1; doi: 10.1016/j.jsbmb.2016.12.019 [Online-Vorabveröffentlichung]

Littlejohns TJ, Henley WE, Lang IA, Annweiler C, et al., „Vitamin D and the risk of dementia and Alzheimer disease", *Neurology*, 2014; 83 (10): 920–928

Shen L, Ji HF, „Vitamin D deficiency is associated with increased risk of Alzheimer's disease and dementia: evidence from meta-analysis", *Nutr J*, 2015; 14: 76; doi: 10.1186/s12937-015-0063-7

Arteriosklerose, Koronare Herzkrankheit (KHK)

Healy KD, Vanhooke JL, Prahl JM, DeLuca HF, „Parathyroid hormone decreases renal vitamin D receptor expression in vivo“, *PNAS*, 2005; 102(13): 4724–4728

Longoni A, Kolling J, Siebert C, et al., „1,25-Dihydroxyvitamin D3 prevents deleterious effects of homocysteine on mitochondrial function and redox status in heart slices“, *Nutr Res,* 2017; 38: 52–63; doi: 10.1016/j.nutres.2017.01.007. Online-Veröffentlichung am 29. Januar 2017

Zhang R, Li B, Gao X et al., „Serum 25-hydroxyvitamin D and the risk of cardiovascular disease: dose-response meta-analysis of prospective studies“, *Am J Clin Nutr*, 2017; pii: ajcn140392

Pilz S, Dobnig H, Fischer JE et al., „Low vitamin D levels predict stroke in patients referred to coronary angiography“, *Stroke*. 2008; 39 (9) 2611–2613

Pilz S, Gaksch M, O'Hartaigh B et al., „The role of vitamin D deficiency in cardiovascular disease: where do we stand in 2013?“, *Arch Toxicol*. 2013; 87 (12): 2083–2103

Koller L, Kleber ME, Brandenburg VM et al., „Fibroblast Growth Factor 23 Is an Independent and Specific Predictor of Mortality in Patients With Heart Failure and Reduced Ejection Fraction“, *Circ Heart Fail*, 2015; 8 (6): 1059–1067

Ernst JB, Zittermann A, Pilz S et al., „Independent associations of vitamin D metabolites with anemia in patients referred to coronary angiography: the LURIC study“, *Eur J Nutr,* 2017; 56 (3): 1017–1024

Murr C, Pilz S, Grammer TB et al., „Vitamin D deficiency parallels inflammation and immune activation, the Ludwigshafen Risk and Cardiovascular Health (LURIC) study“, *Clin Chem Lab Med*, 2012; 50 (12): 2205–2212

Bluthochdruck

Carrara D, Bruno RM, Bacca A et al., „Cholecalciferol treatment downregulates renin-angiotensin system and improves endothelial function in essential hypertensive patients with hypovitaminosis D“, *J Hypertens,* 2016; 34 (11): 2199–2205

Gröber U, Kisters K, Holick MF, „Magnesium und Vitamin D bei Hypertonie“, *Nieren- und Hochdruckkrankheiten*“, 2011; 40: 1–3

Gröber U, Kisters K, *Arzneimittel als Mikronährstoff-Räuber,* Wissenschaftliche Verlagsgesellschaft, Stuttgart, 2., aktualisierte Auflage 2017

Witham MD, Nadir MA, Struthers AD, „Effect of vitamin D on blood pressure: a systematic review and meta-analysis“, *J Hypertens,* 2009; 27 (10): 1948–1954

Chronisch-entzündliche Darmerkrankungen

Cantorna MT, Snyder L, Lin YD, Yang L. „Vitamin D and 1,25(OH)$_2$D regulation of T cells", *Nutrients*, **2015**; 7 (4): 3011-3021

Dankers W, Colin EM, van Hamburg JP, Lubberts E, „Vitamin D in Autoimmunity: Molecular Mechanisms and Therapeutic Potential", *Front Immunol*, 2017; 7: 697; doi: 10.3389/fimmu.2016.00697. eCollection 2016

Gröber U, Reichrath J, Holick MF, „Live longer with vitamin D?", *Nutrients*, 2015; 7 (3): 1871–1880

Pallav K, Riche D, May WL, Sanchez P, Gupta NK, „Predictors of vitamin D deficiency in inflammatory bowel disease and health: A Mississippi perspective", *World J Gastroenterol*, 2017; 23 (4): 638–645

Yang L, Weaver V, Smith JP, Bingaman S, Hartman TJ, Cantorna MT, „Therapeutic effect of vitamin d supplementation in a pilot study of Crohn's patients", *Clin Transl Gastroenterol*, 2013; 4: e33; doi: 10.1038/ctg.2013.1

Depressionen

Berridge MJ, „Vitamin D and Depression: Cellular and Regulatory Mechanisms", *Pharmacol Rev, 2017;* 69 (2): 80–92

Degner D, „Vitamin D supplements: don't forget depression and cognitive impairment", *BMJ,* 2016; 355: i6711; doi: 10.1136/bmj.i6711

Yilmaz R, Salli A, Cingoz HT et al., „Efficacy of vitamin D replacement therapy on patients with chronic nonspecific widespread musculoskeletal pain with vitamin D deficiency", *Int J Rheum Dis*, 2016; 19 (12): 1255-1262; doi: 10.1111/1756-185X.12960

Diabetes Typ 1 und Typ 2

Hyppönen E, Läärä E, Reunanen A et al., „Intake of vitamin D and risk of type 1 diabetes: a birth-cohort study", *Lancet*, 2001; 358 (9292): 1500–1503

Savastio S, Cadario F, Genonis G, et al., „Vitamin D Deficiency and Glycemic Status in Children and Adolescents with Type 1 Diabetes Mellitus", *PLos One,* 2016; 11 (9): e0162554

Gröber U, Kisters K, Schmidt J, „Micronutrients in diabetology: complementary medicine update 2014", *Med Monatschr Pharm*, 2014; 37 (8): 284–292

Gröber U, Spitz J, Reichrath J, Kisters K, Holick, MF, „Vitamin D. Update 2013. From rickets prophylaxis to general healthcare", *Dermatoendocrinol*, 2013; 5: 3, e2: 331–347

Chiu KC, et al., „Hypovitaminosis D is associated with insulin resistance and beta cell dysfunction", *Am J Clin Nutr*, 2004; 79: 820–825

Sorensen IM, Joner G, Jenum PA et al., „Maternal serum levels of 25-hydroxy-vitamin D during pregnancy and risk of type 1 diabetes in the offspring“, *Diabetes*, 2012; 61 (1): 175–178

Deleskog A, Hilding A, Brismar K et al., „Low serum 25-hydroxyvitamin D level predicts progression to type 2 diabetes in individuals with prediabetes but not with normal glucose tolerance“, *Diabetologia*, 2012; 55 (6): 1668–1678

Jarvandi S, Joseph L, Gougeon R, Dasgupta K, „Vitamin supplementation and blood pressure in Type 2 diabetes“, *Diabet Med.* 2012; 29 (10): 1253–1259; doi: 10.1111/j.1464-5491.2012.03627.x

McDonnell SL, Baggerly LL, Frencha CB et al., „Incidence rate of type 2 diabetes is >50 Prozent lower in GrassrootsHealth cohort with median serum 25–hydroxyvitamin D of 41 ng/ml than in NHANES cohort with median of 22 ng/ml“, *J Steroid Biochem Mol Biol*, 2016; 155 (Pt B): 239–244

Talaei A, Mohamadi M, Adgi Z, „The effect of vitamin D on insulin resistance in patients with type 2 diabetes“, *Diabetol Metab Syndr*, 2013; 5 (1): 8; doi: 10.1186/1758-5996-5-8

Thorand B, Zierer A, Huth C et al., „Effect of serum 25-hydroxyvitamin D on risk for type 2 diabetes may be partially mediated by subclinical inflammation: results from the MONICA/ KORA Augsburg study“, *Diabetes Care*, 2011; 34 (10): 2320–2322

Thomas GN, ó Hartaigh B, Bosch JA et al., „Vitamin D levels predict allcause and cardiovascular disease mortality in subjects with the metabolic syndrome: the Ludwigshafen Risk and Cardiovascular Health (LURIC) Study“, *Diabetes Care*, 2012; 35 (5): 1158–1164

Fibromyalgie

Bischoff-Ferrari HA, et al., „Vitamin D receptor expression in human muscle tissue decreases with age“, *J Bone Miner Res*, 2004; 19 (2): 265–269

Ceglia L, et al., „Multi-step immunofluorescent analysis of vitamin D receptor loci and myosin heavy chain isoforms in human skeletal muscle“, *J Mol Histol*, 2010; 41 (2–3): 137–142

Cannell J., *The athlete's edge. Quicker, stronger, faster with Vitamin D*, San Dimas, Kalifornien: Here & Now Books; **2011**

Ginde AA, Wolfe P, Camargo CA Jr, Schwartz RS, „Defining vitamin D status by secondary hyperparathyroidism in the US population“, *J Endocrinol Invest* 35: 42–48, 2012

Yilmaz R, Salli A, Cingoz HT et al., „Efficacy of vitamin D replacement therapy on patients with chronic nonspecific widespread musculoskeletal pain with vitamin D deficiency“, *Int J Rheum Dis*, 2016; doi: 10.1111/1756-185X.12960 [Online-Vorabveröffentlichung]

Wepner F, Scheuer R, Schuetz-Wieser B et al., „Effects of vitamin D on patients with fibromyalgia syndrome: a randomized placebo-controlled trial", *Pain,* 2014; 155 (2): 261–268

Wolfe F, Smythe HA, Yunus MB et al., „The American College of Rheumatology 1990 Criteria for the Classification of Fibromyalgia. Report of the Multicenter Criteria Committee", *Arthritis Rheum*, 1990; 33 (2): 160–172

Haarausfall

Fawzi MM, Mahmoud SB, Ahmed SF, Shaker OG, „Assessment of vitamin D receptors in alopecia areata and androgenetic alopecia", *J Cosmet Dematol,* 2016; 15 (4): 318–323

Narang T, Daroach M, Kumaran MS, „Efficacy and safety of topical calcipotriol in management of alopecia areata: A pilot study", *Dermatol Ther*, 2017, doi: 10.1111/dth.12464

Bacchetta J, Zaritsky JJ, Sea JL et al., „Suppression of iron-regulatory hepcidin by vitamin D", *J Am Soc Nephrol*, 2014; 25 (3): 564–572

Gröber U, Kisters K, „Vitamin D und die Regulation der Hepcidin-Ferroportin-Achse", *Nieren- und Hochdruckkrankheiten,* 2016; 45 (3), 131–133

Herzinsuffizienz

Cerit L, „Heart failure and vitamin D receptor gene", *Clin Nutr*, 2017; 36 (1): 313; doi: 10.1016/j.clnu.2016.11.010

Jiang WL, Gu HB, Zhang YF et al., „Vitamin D Supplementation in the Treatment of Chronic Heart Failure: A Meta-analysis of Randomized Controlled Trials", *Clin Cardiol,* 2016; 39 (1): 56-61

Kubiak GM, Kolaszko A, Nowalany-Kozielska E, „Parathyroid hormone serum concentration in Central European patients with non-ischemic heart failure as a potential marker of disease severity and poor prognosis", *Endokrynol Pol*, 2017; doi: 10.5603/EP.a2016.0057

Majeed Babar MZ, Haider SS, Mustafa G, „Effects of Vitamin D supplementation on physical activity of patients with Heart Failure", *Pak J Med Sci*, 2016; 32(6):1430-1433; doi: 10.12669/pjms.326.10714

Shedeed SA, „Vitamin D supplementation in infants with chronic congestive heart failure", *Cardiol,* 2012; 33 (5): 713–719

Thomas GN, ó Hartaigh B, Bosch J, et al., „Vitamin D levels predict all-cause and cardiovascular disease mortality in subjects with the metabolic syndrome: the Ludwigshafen Risk and Cardiovascular Health (LURIC) Study", *Diabetes Care*, 2012; 35 (5): 1158–1164

Krebs

Gröber U, Holzhauer P, Kisters K, Holick MF, Adamietz IA, „Micronutrients in Oncological Intervention", *Nutrients*, 2016; 8 (3). pii: E163; doi: 10.3390/nu8030163

Holzhauer P, Gröber U, Aivazova-Fuchs V, Friese K, „Sinnvolle komplementärmedizinische Maßnahmen in der gynäkologischen Onkologie", *Der Gynäkologe*, 2016; 49: 805–817; doi: 10.1007/s00129-016-3971-5Onkologie

Gröber U, Kisters K, Adamietz IA, „Vitamin D in oncology: Update 2015", *Med Monatsschr Pharm,* 2015; 38 (12): 512–516

Gröber U, Mücke R, Holzhauer P, Kisters K, „Micronutrients in oncology. Current data about vitamin D, selenium, L-carnitine and vitamin C", *Med Monatsschr Pharm*, 2013; 36 (4): 133–143

Gröber U, Holzhauer P, Kisters K, *Besser durch die Krebstherapie: Mehr Lebensqualität mit den richtigen Vitaminen und anderen Mikronährstoffen.* Wissenschaftliche Verlagsgesellschaft, Stuttgart 2014

Leaky-Gut-Syndrom

Gröber U, Kisters K, *Gesundheit geht durch den Darm,* Wissenschaftliche Verlagsgesellschaft, Stuttgart 2015

Raftery T, Martineau AR, Greiller CL et al., „Effects of vitamin D supplementation on intestinal permeability, cathelicidin and disease markers in Crohn's disease: Results from a randomised double-blind placebo-controlled study", *United European Gastroenterol J*, 2015; 3 (3): 294-302

Fasano A, *Die ganze Wahrheit über Gluten*, Südwest Verlag, München 2015

Makuladegeneration

Millen AE, Meyers KJ, Liu Z et al., „Association between vitamin D status and age-related macular degeneration by genetic risk", *JAMA Ophthalmol*, 2015; 133 (10): 1171–1179

Annweiler C, Drouet M, Duval GT et al., „Circulating vitamin D concentration and age-related macular degeneration: Systematic review and meta-analysis", *.Maturitas,* 2016; 88: 101–112

Itty S, Day S, Lyles KW et al., „Vitamin D deficiency in neovascular versus nonneovascular age-related macular degeneration". 2014; 34 (9): 1779–1786

Multiple Sklerose

Ascherio A, Munger KL, White R et al., „Vitamin D as an early predictor of multiple sclerosis activity and progression", *JAMA Neurol,* 2014; 71 (3): 306–314

Cianferotti L, Bertoldo F, Bischoff-Ferrari HA et al., „Vitamin D supplementation in the prevention and management of major chronic diseases not related to mineral homeostasis in adults: research for evidence and a scientific statement from the European society for clinical and economic aspects of osteoporosis and osteoarthritis (ESCEO)“, *Endocrine*, 2017; doi: 10.1007/s12020-017-1290-9

Finamor DC, Sinigaglia-Coimbra R, Neves LC, et al., „A pilot study assessing the effect of prolonged administration of high daily doses of vitamin D on the clinical course of vitiligo and psoriasis“, *Dermatoendocrinol*, 2013; 5 (1): 222–234

Hempel S, Graham GD, Fu N et al., „A systematic review of the effects of modifiable risk factor interventions on the progression of multiple sclerosis“, *Mult Scler*, 2017; 23 (4): 513–524

Laursen JH, Søndergaard HB, Sørensen PS et al., „Vitamin D supplementation reduces relapse rate in relapsing-remitting multiple sclerosis patients treated with natalizumab“, *Mult Scler Relat Disord*, 2016; 10: 169–173

Røsjø E, Lossius A, Abdelmagid N, „Effect of high-dose vitamin D3 supplementation on antibody responses against Epstein-Barr virus in relapsing-remitting multiple sclerosis“, *Mult Scler*, 2017; 23 (3): 395–402

Rachitis, Osteomalazie

Bischoff-Ferrari HA, Willett WC, Orav EJ et al., „A pooled analysis of vitamin D dose requirements for fracture prevention“, *N Engl J Med*, 2012; 367 (1): 40–49

Domarus C, Brown J, Barvencik F, Amling M, Pogoda P, „How Much Vitamin D Do We Need for Skeletal Health?“, *Clin Orthop Relat Res*, 2011; 469: 3127–3133

Heaney RP, „Vitamin D in health and disease“, *Clin J Am Soc Nephrol*, 2008; 3 (5): 1535–1541

Ginde AA, Wolfe P, Camargo CA Jr, Schwartz RS, „Defining vitamin D status by secondary hyperparathyroidism in the US population“, *J Endocrinol Invest*, 35: 42–48, 2012

Schilddrüsenerkrankungen

Elias E, Mazokopakis EE, Papadomanolaki MG, Tsekouras KC et al., „Is vitamin D related to pathogenesis and treatment of Hashimoto's thyroiditis?“, *Hell J Nucl Med*, 2015; 18 (3): 222–227

Gröber U, Kisters K, *Arzneimittel als Mikronährstoff-Räuber*, Wissenschaftliche Verlagsgesellschaft, Stuttgart, 2., erweiterte und aktualisierte Auflage 2017

Hu S, Rayman MP, „Multiple nutritional factors and the risk of Hashimoto’s Thyroiditis“, *Thyroid*, 2017; doi: 10.1089/thy.2016.0635

Vitamin-D-Mangel bei Leistungssportlern

Bischoff-Ferrari, HA et al., „Vitamin D receptor expression in human muscletissue decreases with age“, *J Bone Miner Res*, 2004

Boland RL, „VDR activation of intracellular signaling pathways in skeletal muscle“, *Mol Cell Endocrinol*, 2011; 347 (1–2): 11–16

Butscheidt S, Rolvien T, Ueblacker P, Amling M, Barvencik F, „Bedeutung von Vitamin D im Sport: Reduziert ein Mangel die Leistungsfähigkeit?“, *Sportverletzung und Sportschäden.* 2017; 31 (1): 37–44

Carrillo AE, Flynn MG, Pinkston C et al., „Impact of vitamin D supplementation during a resistance training intervention on body composition, muscle function, and glucose tolerance in overweight and obese adults“, *Clin Nutr*, 2013; 32 (3): 375–381

Close GL, Russell J, Cobley JN et al., „Assessment of vitamin D concentration in non-supplemented professional athletes and healthy adults during the winter months in the UK: implications for skeletal muscle function“, *J Sports Sci*, 2013; 31 (4): 344–353

Fredericson M, Jennings F, Beaulieu C, Matheson GO, „Stress fractures in athletes“. *Top Magn Reson Imaging*, 2006; 17 (5): 309–325

Gröber U, *Metabolic Tuning statt Doping. Mikronährstoffe im Sport*, Hirzel Verlag, Stuttgart 2008

Hamilton B, „Vitamin D and human skeletal muscle“, *Scand J Med Sci Sports*, 2010; 20 (2): 182–190

Koundourakis NE, Avgoustinaki PD, Malliaraki N, Margioris AN, „Muscular effects of vitamin D in young athletes and non-athletes and in the elderly“, *Hormones (Athens)*, 2016; 15 (4): 471–488

Mathews LR, „Vitamin D: Wonder pill for top athletes and the rest of us“. *Biotech Pharmacal, Inc.* **2012**; Internet: http://www.biotechpharmacal.com

Todd JJ, Pourshahidi LK, McSorley EM, Madigan SM, Magee PJ, „Vitamin D: recent advances and implications for athletes“, *Sports Med*, 2015; 45 (2): 213–229

GLOSSAR

ADS Die Aufmerksamkeits-Defizit-Störung ist eine neurobiologische Erkrankung, bei der der Informationsaustausch zwischen den Nervenzellen im Gehirn nicht mehr regulär abläuft. ADS zählt zu den Verhaltens- und emotionalen Störungen, sie nimmt in der Kindheit oder Jugend ihren Anfang. Zu den Symptomen gehören Schwierigkeiten, die Aufmerksamkeit/Konzentration auf etwas zu richten und dort zu halten sowie seine Impulse/Emotionen zu steuern. Bei Kindern/Jugendlichen mit ADHS (Aufmerksamkeits-Defizit-Hyperaktivitäts-Störung) kommt zu diesen Merkmalen noch eine starke motorische Unruhe hinzu.
Die Diagnose muss mittlerweile auf der Basis internationaler, von der Weltgesundheitsorganisation WHO klar vorgegebener Kriterien gestellt werden. Das zur Therapie in der Regel verschriebene Methylphenidat (Handelsname Ritalin®) fällt unter das Betäubungsmittelgesetz.
Apoptose Dabei handelt es sich um ein „Selbstmordprogramm" einzelner Zellen, eine Form des programmierten Zelltods. Ein Ziel der Krebsforschung ist es, bei entarteten Zellen die Apoptose kontrolliert auszulösen.
Autoimmunität Darunter versteht man die Unfähigkeit eines Organismus, seine Strukturbestandteile (zum Beispiel Membranen der Nervenzellen wie Myelin) als „körpereigen" zu erkennen. Dies führt zu einer pathologischen (krankhaften) Produktion von Antikörpern gegen körpereigene Bestandteile beziehungsweise gegen körpereigenes Gewebe, die sich als Autoimmunerkrankung (zum Beispiel multiple Sklerose) äußert.
Bakterizid Eine Substanz, die durch eine Schädigung der Zelle Bakterien abtötet, wird als Bakterizid bezeichnet („-zid" ist hergeleitet vom lateinischen Verb *caedere* für „töten, erschlagen").
Bioverfügbarkeit Die Menge eines Wirkstoffs (meistens ist es ein Arzneistoff), die tatsächlich aus einer Kapsel oder anderen Darreichungsform (zum Beispiel Tropfen) in den Körper aufgenommen und für diesen verwertbar gemacht wird.
Bisphosphonate (zum Beispiel Alendronsäure, Zoledronsäure) gehören zu einer Gruppe von Medikamenten, die zur Behandlung von Knochen- und Kalziumstoffwechselkrankheiten herangezogen werden. Einige davon werden zur Behandlung der Osteoporose bei Frauen in der Postmenopause (nach ihren Wechseljahren) angewandt. Darüber hinaus werden Bisphosphonate in der Therapie von Krebserkrankungen (zum Beispiel bei Knochenmetastasen) eingesetzt.
Calcidiol siehe 25-Hydroxy-Vitamin D, 25(OH)D
Calcitriol siehe 1,25-Dihydroxy-Vitamin D, 1,25$(OH)_2$D

Cholecalciferol siehe Vitamin D_3 – durch UV-Licht in der Haut gebildetes Vitamin D sowie aus tierischen Lebensmittelquellen stammendes Vitamin (zum Beispiel Lebertran)
Corticosteroide sind Medikamente (zum Beispiel Cortison, Prednisolon), die vor allem bei entzündlichen Erkrankungen des Immunsystems eingesetzt werden (zum Beispiel bei Asthma, Neurodermitis, Rheuma).
Diabetes mellitus Typ 1, Typ 2 Dabei handelt es sich um eine Stoffwechselerkrankung, die in erster Linie den Zuckerstoffwechsel betrifft und auf einem absoluten (Diabetes mellitus Typ 1) oder relativen Insulinmangel (Diabetes mellitus Typ 2) beruht. Weniger als 10 Prozent der Diabetiker leiden an einem absoluten Insulinmangel, über 90 Prozent sind an Diabetes mellitus Typ 2 erkrankt. Die für diesen Diabetes-Typ verharmlosende Bezeichnung „Altersdiabetes" ist inzwischen überholt, da heute immer häufiger jüngere Menschen daran erkranken. Treffender ist wohl die Bezeichnung „Wohlstandsdiabetes", denn die Hauptursache für Typ-2-Diabetes ist Übergewicht, das in den westlichen Industrienationen besonders weitverbreitet ist.
DNA Die DNA ist ein Biomolekül und Träger der Gene bei jedem Lebewesen, sie enthält seinen gesamten genetischen Bauplan. Berühmt ist ihre Struktur in Form einer „Doppelhelix" (Doppelspirale).
Ergocalciferol Vitamin D2, durch UV-Licht in Pilzen gebildetes Vitamin D
Fibromyalgie Aus dem Griechischen übersetzt (der Wortteil „-myalgie" leitet sich von lateinisch *mys* für „Muskel" und *algos* für „Schmerz" her) heißt diese chronische Erkrankung „Sehnen-Muskel-Schmerz", sie ist auch als „Weichteilrheumatismus" bekannt. Ihr Charakteristikum sind weitverbreitete Schmerzen mit wechselnder Lokalisation in der Muskulatur, um die Gelenke sowie Rückenschmerzen und auch Druckschmerzempfindlichkeit. Dazu kommen Begleitsymptome wie Müdigkeit, Schlafstörungen, Morgensteifigkeit, Konzentrations- und Antriebsschwäche, Wetterfühligkeit, Schwellungen von Händen, Füßen und Gesicht und viele weitere Beschwerden.
Gen Ein Gen ist ein Träger der Erbinformation, ein Abschnitt auf der DNA, der die Bauanleitung für ein körpereigenes Protein enthält.
Hashimoto-Thyreoiditis Diese Autoimmunerkrankung ist die häufigste Form der chronischen Schilddrüsenentzündung, dabei kommt es durch eine Fehlsteuerung des Immunsystems zur Zerstörung des Schilddrüsengewebes und auf Dauer zu einer Unterfunktion. Die Ursachen sind noch nicht im Einzelnen geklärt, es ist dabei eine zu hohe Jodaufnahme in der Diskussion, möglicherweise besteht sogar ein Zusammenhang mit einer Glutenintoleranz (laut Prof. Alessio Fasano).
Hyperkalzämie ist eine krankhafte Erhöhung des Kalziumspiegels im Blut.

Insulinresistenz Bei Typ-2-Diabetikern liegt meist eine Insulinresistenz vor, das heißt, die Körperzellen sprechen auf das in der Bauchspeicheldrüse gebildete Insulin zunehmend schlechter an, sodass dort immer größere Mengen an Insulin produziert werden müssen. Irgendwann brennt die Bauchspeicheldrüse dabei buchstäblich aus – die Insulinproduktion versiegt! Die Folge sind zu hohe Blutzuckerspiegel, in der Fachsprache „Hyperglykämie" genannt.

Lymphknoten sind ein Teil des Lymphgefäßsystems, das zum Immunsystem von Säugetieren gehört. Mithilfe der weißen Blutkörperchen (Leukozyten) filtern die Lymphknoten Fremdstoffe und Krankheitserreger aus der Lymphe (Gewebswasser).

Lymphozyten sind eine Klasse der weißen Blutkörperchen. Sie spielen eine sehr wichtige Rolle im Immunsystem, wo sie für die Abwehr von Krankheitserregern (mit)verantwortlich sind.

Metabolisches Syndrom Beim metabolischen Syndrom treten eine gestörte Insulinwirkung, Übergewicht, Bluthochdruck und erhöhte Blutfette gemeinsam auf, es bildet die Vorstufe des Diabetes mellitus Typ 2. Auch wenn dieses Wohlstandssyndrom teilweise in unseren Genen verankert ist, so ist der Typ-2-Diabetes kein unabwendbares Schicksal. Ob und in welchem Ausmaß sich ein Typ-2-Diabetes entwickelt, liegt oft in unserer eigenen Hand und hängt maßgeblich von unserem Lebensstil ab – vor allem vom Ausmaß der körperlichen Aktivität und der Qualität der Ernährung.

Metaboliten (von griechisch *metabolítes*, „der Umgewandelte") sind Stoffe, die als Zwischen- oder Abbauprodukte bei biochemischen Vorgängen im Organismus entstehen.

Mikronährstoffe Dazu werden die Vitamine (zum Beispiel Vitamin C), Mineralstoffe (zum Beispiel Magnesium, Selen), Vitaminoide (zum Beispiel Coenzym Q10), Aminosäuren (zum Beispiel L-Arginin) und die essenziellen Fettsäuren gerechnet.

Osteocalcin ist vor allem ein knochenaktives Hormon, das aus Aminosäuren besteht (Protein). Es ist praktisch nur im Knochen zu finden. Seine körpereigene Herstellung (Synthese) wird von 1,25-Dihydroxy-Vitamin D reguliert, es wird in den Knochen durch die sogenannten Osteoblasten (spezialisierte kleine Knochenzellen) gebildet. Osteocalcin ist Teil des außerhalb der Zellen (also zwischen den Zellen) liegenden Gewebes, der „extrazellulären Matrix", die unter anderem bei der Zugfestigkeit und Stabilität der Knochen, Sehnen und Bänder eine wichtige Rolle spielt. Osteocalcin ist auch für die Zahnbildung wichtig.

Osteoklasten (hergeleitet vom griechischen *ostéon* für „Knochen" und *kláein* für „zerbrechen") sind Zellen, die die Knochengrundsubstanz abbauen.

Osteomalazie Dabei handelt es sich um eine schmerzhafte Knochenerweichung bei Erwachsenen, die meist durch einen Vitamin-D-Mangel ausgelöst wurde. Das der Osteomalazie entsprechende Krankheitsbild im Kindesalter ist die Rachitis.
Osteoporose Sie wird auch „Knochenschwund" genannt. Ihr Kennzeichen ist eine Abnahme der Knochendichte infolge eines übermäßig raschen Abbaus der Knochensubstanz und -struktur. Die dadurch bei den Betroffenen hervorgerufene erhöhte Anfälligkeit für Knochenbrüche kann das ganze Skelett betreffen.
Parathormon (PTH) ist ein Hormon, das in den Nebenschilddrüsen gebildet wird. PTH fördert die Aktivierung der knochenabbauenden Zellen, der sogenannten → Osteoklasten, die Kalzium aus dem Knochengewebe herauslösen. Erhöhte Parathormonspiegel begünstigen daher Störungen der Knochenmineralisation und fördern die Entwicklung der Knochenkrankheiten Rachitis bei Kindern und Osteomalazie bei Erwachsenen. Darüber hinaus stellen erhöhte Parathormonspiegel einen unabhängigen Risikofaktor für Herz-Kreislauf-Erkrankungen (zum Beispiel Hypertonie, Herzinsuffizienz) dar. Im Tierversuch haben erhöhte Parathormonspiegel zudem eine muskelabbauende (katabole) Wirkung. Als sein natürlicher Gegenspieler hält Vitamin D das Parathormon in Schach, das heißt, es begrenzt dessen Ausschüttung. Laut aktuellen Forschungsergebnissen ist ein 25(OH) D-Spiegel zwischen 48 und 52 Nanogramm pro Milliliter notwendig, damit der Anstieg des Parathormons aus der Nebenschilddrüse möglichst gering bleibt.
Periphere arterielle Verschlusskrankheit (PAVK) Darunter versteht man Durchblutungsstörungen der Extremitäten, das heißt der Beine und der Arme. Diese werden durch Verengungen oder Verschlüsse von Blutgefäßen (Arterien) infolge von Ablagerungen an den Gefäßwänden verursacht.
Placebo Ein Placebo ist ein Schein-Arzneimittel, das keinen Wirkstoff enthält und somit auch keine durch einen solchen Stoff verursachte pharmakologische Wirkung haben kann.
Präeklampsie Diese „Schwangerschaftsvergiftung" ist eine nur in der Schwangerschaft auftretende Erkrankung, zu deren Charakteristika ein erhöhter Blutdruck (Hypertonie), vermehrte Eiweißausscheidung im Urin und Wassereinlagerungen im Gewebe mit entsprechenden Anschwellungen (Ödeme) zählen und die vermutlich von einer Überbelastung des Körpers der Mutter durch die Schwangerschaft herrührt.

Rachitis siehe Osteomalazie
Sarkoidose Eine Erkrankung, die das gesamte Bindegewebe betrifft; dabei bilden sich winzige Knötchen (Granulome) in den befallenen Organgeweben (meist sind es die Lymphknoten), was verstärkte Reaktionen des Immunsystems auslöst. Sie tritt meist zwischen dem 20. und 40. Lebensjahr auf, ihre Ursache ist bisher nicht geklärt, man hält inzwischen eine erbliche Veranlagung (genetische Prädisposition) für wahrscheinlich.
Supplementierung Darunter versteht man die gezielte Einnahme von Vitaminpräparaten und anderen Nahrungsergänzungsmitteln, idealerweise nach vorheriger und kontrollierender Labordiagnostik.
In utero Im Mutterleib
Vasodilatation Von lateinisch *vas* für „Gefäß" und *dilatatio* für „Erweiterung". Der Begriff bezeichnet die Weitstellung der Blutgefäße, sie wird vom vegetativen Nervensystem (Parasympathikus) geregelt und kommt durch die Entspannung der Gefäßmuskulatur, etwa infolge eines Anstiegs des Blutvolumens, zustande. Das Gegenteil ist die Vasokonstriktion. Beide sind notwendig, um den Blutfluss der jeweils gegebenen beziehungsweise veränderten Situation im Körper anzupassen.
Vitamin D, fachsprachlich *Cholecalciferol*, wird mithilfe des Sonnenlichts (UV-B: 290 bis 315 Nanometer) in der Haut gebildet. Danach wird die Muttersubstanz Cholecalciferol in der Leber zum 25-Hydroxy-Vitamin D [= 25(OH)D] umgewandelt.
25-Hydroxy-Vitamin D, 25(OH)D, fachsprachlich Calcidiol, ist der überwiegend im Blutkreislauf zirkulierende Vitamin-D-Metabolit, der häufig auch als die „Transport- und Speicherform von Vitamin D" bezeichnet wird. Die labormedizinische Kontrolle des 25(OH)D-Werts im Blutserum in Nanogramm pro Milliliter (ng/ml) oder Nanomol pro Liter (nmol/l) ist der wichtigste medizinische Laborparameter (festgelegte Messgröße) zur Beurteilung der Vitamin-D-Gesundheit beziehungsweise des Vitamin-D-Status eines Menschen. Das aktive 1,25$(OH)_2$D sollte zur Einschätzung des Vitamin-D-Status nicht gemessen werden, da es bei einem Vitamin-D-Mangel aufgrund erhöhter Parathormonspiegel oft normal ist oder sogar kompensatorisch (zum Ausgleich) erhöht sein kann.
1,25-Dihydroxy-Vitamin D, 1,25$(OH)_2$D, auch *Calcitriol* genannt, ist die hormonaktive Wirkform. Es gehört zu den Steroidhormonen, ebenso wie die Sexualhormone. Über Wechselwirkungen mit Vitamin-D-Rezeptoren hat 1,25$(OH)_2$D spezifische Effekte oder Regulationsfunktionen in Zellen und Organen.

UV-Index Der UVI ist das Maß für die Intensität der UV-Strahlung. Er gibt die sonnenbrandwirksame UV-Strahlungsstärke an und variiert mit der Bewölkung, dem Sonnenstand (also mit der geografischen Breite, der Tages- und Jahreszeit), der Dicke der Ozonschicht und der geografischen Höhe. Je höher der UVI, desto größer ist die Sonnenbrandgefahr. In Deutschland hat der UVI erfahrungsgemäß Werte zwischen 0 und 8, in den Bergen steigt er auch bis zu 9 an. In den Tropen kann der UVI extreme Werte von über 12 erreichen. Damit unsere Haut auf natürlichem Weg Vitamin D bilden kann, muss der UVI höher als 3 sein.
Vitamin K_1 ist das in den Blättern verschiedener grüner Pflanzen sowie in Avocados enthaltene Phylloquinon, das wir über unsere Nahrung aufnehmen können.
Vitamin K_2, zum Beispiel Menaquinon-4 (MK-4) und Menaquinon-7 (MK-7), wird von Mikroorganismen hergestellt, dazu gehören übrigens auch die Darmbakterien. Vitamin K_2 steckt beispielsweise in Natto, bakteriell fermentierten Sojabohnen, aber auch in rohem (!) Sauerkraut, Butter, Eigelb, Leber und einigen Käsesorten. Hier können Gouda, Brie und Edamer mit einem sehr guten Vitamin-K_2-Gehalt punkten, Cheddar, Colby, Gruyère (Greyerzer) und harter Ziegenkäse liegen deutlich darunter, sind aber immer noch ordentliche Vitamin-K_2-Lieferanten.
Zytokine sind hormonartige Botenstoffe des Immunsystems (Signalstoffe, zum Beispiel TNF-α), die vor allem bei der Entwicklung und dem Verlauf entzündlich geprägter Erkrankungen eine Rolle spielen.

REGISTER

IMPRESSUM

1. Auflage 2017

Projektleitung
Hannes Frisch

Grafiken
LAYER-CAKE, Jürgen Kiermeier, Glonn, www.layer-cake.de

Redaktion
Claudia Fritzsche

Covergestaltung
*zeichenpool unter Verwendung eines Motivs von Shutterstock/dynamic

Gestaltung und Satz, DTP
LAYER-CAKE, Jürgen Kiermeier, Glonn, www.layer-cake.de

Herstellung
Reinhard Soll

Druck und Bindung
CPI books GmbH, Leck
Printed in Germany

Verlagsgruppe Random House
FSC® N001967

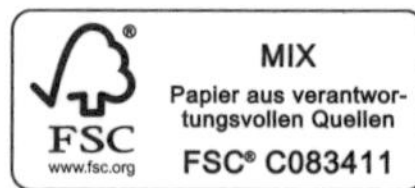

ISBN: 978-3-517-09515-8